Sommario

INTRODUZIONE

In un mondo dove il rumore esterno spesso sovrasta il dialogo interiore, il tema delle malattie mentali rimane un'eco sommessa, troppo frequentemente ignorata o misconosciuta. Ho deciso di scrivere questo libro non solo come autore, ma come testimone diretto degli impatti profondi che le malattie mentali possono avere sulla vita delle persone e delle loro famiglie. Queste pagine nascono da un desiderio profondo di dare voce a quelle esperienze, a quelle storie che, per troppo tempo, sono state confinate nell'ombra.

La scelta di affrontare questo argomento nasce da una convinzione personale, maturata attraverso le mie esperienze dirette e quelle di persone a me vicine. Ho visto da vicino quanto possa essere difficile non solo convivere con una malattia mentale, ma anche cercare di comprendere un mondo spesso avvolto da pregiudizi e incomprensioni. E in queste esperienze, ho trovato la forza e l'ispirazione per intraprendere questo viaggio letterario.

Parlare di malattie mentali non significa solo discutere di diagnosi o trattamenti; significa aprire una finestra su un aspetto dell'esistenza umana che, nonostante la sua pervasività, rimane troppo spesso invisibile. Il silenzio che circonda queste condizioni nasconde una realtà inattesa: sono molto più diffuse di quanto la maggior parte di noi immagini. Tuttavia, nonostante la loro ampia diffusione, il dialogo pubblico e la comprensione collettiva rimangono sorprendentemente limitati.

Questo libro è un invito a guardare oltre il velo dell'ignoranza e del pregiudizio. È un'esortazione a riflettere su noi stessi, a esplorare la complessità della mente umana e ad avvicinarci con empatia e curiosità a chi vive quotidianamente con queste sfide. Voglio che queste pagine offrano un'opportunità: quella di guardarsi dentro e di conoscersi meglio, o di comprendere meglio un mondo che può sembrare troppo lontano.

Non mi illudo di poter cambiare da sola il vasto panorama delle malattie mentali, ma spero di poter contribuire, anche in minima parte, a un cambiamento nella percezione e nella comprensione di queste condizioni. Se, attraverso le mie parole, anche solo una persona si sentirà meno sola, o se riuscirò a sfatare anche un solo mito relativo alle malattie mentali, allora avrò raggiunto il mio obiettivo.

Insieme, possiamo iniziare a costruire un mondo dove la salute mentale è riconosciuta e valorizzata come parte integrante del benessere complessivo dell'individuo. Un mondo in cui parlare delle proprie vulnerabilità non è un tabù, ma un ponte verso la comprensione reciproca e il sostegno. Con questo libro, mi auguro di fare un passo, per quanto piccolo, in quella direzione.

Nel cuore di questo libro giace un invito a esplorare, comprendere e, infine, avvicinarsi con empatia al vasto mondo delle malattie mentali. È stato scritto con la speranza di essere un faro per chi naviga nelle acque talvolta tumultuose della salute mentale, sia che si tratti di esperienze personali, sia che si voglia offrire sostegno a chi ci sta vicino. Attraverso queste pagine, ho cercato di fornire strumenti, conoscenze e, non meno importante, un senso di conforto e compagnia.

Immaginate questo libro come una guida attraverso la quale potrete navigare nel vasto e complesso universo della psiche umana. Se vi trovate all'inizio del vostro viaggio, cercando di decifrare e comprendere meglio sia i vostri sentimenti ed emozioni sia quelli di una persona a voi cara, qui troverete una bussola. Questo testo è pensato per offrire una panoramica chiara e accessibile di una vasta gamma di disturbi mentali, delineando cause, sintomi e trattamenti, con l'obiettivo di demistificare e disinnescare le paure che troppo spesso circondano queste condizioni.

Allo stesso tempo, per chi già si trova nel bel mezzo di una battaglia personale contro un disturbo mentale, queste pagine vogliono essere un consigliere. Qui potrete trovare conforto nelle storie di chi ha percorso sentieri simili ai vostri, scoprire strategie di coping che altri hanno trovato utili e, spero, riconoscere che non siete soli in questa lotta. Il mio desiderio è che ogni capitolo possa servire non solo come fonte di informazioni, ma anche come promemoria della forza e della resilienza che risiedono in ognuno di noi, anche nei momenti più bui.

Infine, se siete qui con il desiderio di condividere e connettervi, questo libro aspira ad essere come un amico che ascolta senza giudicare. Tra queste pagine, vi invito a trovare spazio per le vostre riflessioni, le vostre esperienze e, sì, anche le vostre speranze e i vostri sogni. È attraverso la condivisione delle nostre storie che possiamo iniziare a costruire ponti di comprensione ed empatia, abbattendo i muri dello stigma e dell'isolamento. Questo libro, quindi, è per voi un esploratore, un combattente, un amico. È un invito a intraprendere un viaggio di scoperta, sfida e, in ultima analisi, di connessione. Che possiate trovare qui ciò che state cercando, e forse, qualcosa in più.

"Malattie Mentali di Persone Comuni" è il frutto di un viaggio intrapreso da una donna che, come voi, esplora le profondità dell'esistenza umana dove scienza e anima si intrecciano. Non sono una medica, né aspiro a detenere la vasta conoscenza clinica posseduta dagli esperti del settore medico. Le parole che troverete in questo libro non mirano a sostituire il consiglio o il trattamento professionale; piuttosto, esse cercano di afferrare l'essenza emotiva, spesso tacita, delle malattie mentali che colpiscono le persone comuni, quelle che incrociamo ogni giorno senza immaginare le battaglie interiori che stanno combattendo. Attraverso storie e riflessioni, questo testo si propone di esplorare il paesaggio interiore di chi vive quotidianamente queste sfide, illuminando le lotte silenziose e le vittorie invisibili. È un percorso condiviso, un tentativo di comunicare direttamente all'anima, offrendo comprensione e, sperabilmente, un senso di connessione più profonda.

Con umiltà e rispetto, approccio questo tema complesso, mossa dalla convinzione che la condivisione di esperienze umane ed emozionali possa aprire le porte a una maggiore empatia e comprensione. Questo libro è dedicato a chi cerca di guardare oltre la diagnosi per scoprire la persona che vive ogni giorno la propria vita nonostante la malattia mentale, dimostrando che queste esperienze appartengono a tutti noi, in qualche modo.

AVVERTENZE:

Prima di immergervi nella lettura di questo libro, è fondamentale ricordare che il contenuto qui presentato non sostituisce il parere, la diagnosi o il trattamento medico professionale. Le esperienze personali e i consigli qui condivisi sono offerti con lo scopo di fornire supporto e comprensione, non di agire come soluzioni definitive. Vi incoraggiamo vivamente a cercare l'assistenza di professionisti qualificati per affrontare qualsiasi questione relativa alla salute mentale. Inoltre, ogni storia è stata trattata con il massimo rispetto per la privacy delle persone coinvolte, modificando nomi e dettagli identificativi ove necessario. La salute mentale è un ambito complesso, con trattamenti e strategie di coping che variano significativamente da persona a persona; pertanto, è essenziale l'intervento di esperti del settore. Questo libro aspira ad essere un compagno nel vostro percorso di comprensione e accettazione, evidenziando l'importanza del supporto professionale e del coraggio nel prendersi cura della propria salute mentale.

CAPITOLO 1: Comprendere le malattie mentali

Le malattie mentali, conosciute anche come disturbi mentali o psichiatrici, rappresentano una vasta gamma di condizioni che incidono sul pensiero, le emozioni, l'umore e il comportamento di un individuo. Queste variazioni nella salute mentale possono manifestarsi in modi diversi, influenzando significativamente la capacità di una persona di funzionare nella vita quotidiana, nelle relazioni sociali e nel lavoro. Dalle forme più lievi di ansia a condizioni più severe come la depressione maggiore o la schizofrenia, il panorama delle malattie mentali è ampio e complesso, con ogni individuo che vive esperienze altamente personali e uniche.

L'origine delle malattie mentali è al centro di studi e ricerche approfondite che hanno evidenziato come queste condizioni siano il risultato di una complessa interazione di fattori biologici, psicologici e ambientali. Sul fronte biologico, la genetica, le disfunzioni neurochimiche e le lesioni cerebrali sono state identificate come possibili contributi allo sviluppo di disturbi mentali. Allo stesso tempo, fattori psicologici come il trauma e lo stress possono giocare un ruolo significativo, così come le circostanze ambientali, che includono esperienze di vita avverse, condizioni socio-economiche e influenze culturali.

Per facilitare la comprensione, la diagnosi e il trattamento di queste condizioni, le malattie mentali vengono classificate attraverso sistemi diagnostici internazionalmente riconosciuti, come il Manuale Diagnostico e Statistico dei Disturbi Mentali (DSM) e la Classificazione Internazionale delle Malattie (ICD). Questi strumenti forniscono ai professionisti della salute mentale criteri standardizzati e un linguaggio comune che aiuta nell'identificazione e nel trattamento delle diverse malattie mentali. La classificazione serve non solo a facilitare la comunicazione tra specialisti, ma anche a guidare le ricerche e informare le pratiche terapeutiche e di supporto.

In conclusione, comprendere le malattie mentali richiede un approccio olistico che tenga conto della complessità dell'essere umano e della sua capacità di essere influenzato da una vasta gamma di fattori interni ed esterni. Riconoscere questa complessità non solo aiuta nella gestione e nel trattamento delle condizioni esistenti, ma sottolinea anche l'importanza della prevenzione, dell'educazione e del sostegno come componenti chiave di una società che si prende cura della salute mentale dei suoi membri.

Nonostante i progressi nella comprensione e nel trattamento delle malattie mentali, persiste un significativo stigma sociale che può ostacolare l'accesso alle cure e il sostegno per chi ne soffre. Questo stigma deriva spesso da misconcezioni, paura e mancanza di conoscenza, portando a pregiudizi e discriminazione nei confronti delle persone affette da disturbi mentali. È cruciale, quindi, lavorare attivamente per smantellare questi stereotipi attraverso l'educazione, la sensibilizzazione e la promozione di una rappresentazione più accurata e umanizzata delle malattie mentali nei media e nella società.

La prevenzione gioca un ruolo fondamentale nella salute mentale. Mentre alcuni fattori, come la genetica, non possono essere modificati, interventi sullo stile di vita e strategie di coping possono avere un impatto significativo nella prevenzione di alcuni disturbi mentali o nella mitigazione dei loro effetti. La consapevolezza di sé, la gestione dello stress, il mantenimento di relazioni sociali sane, l'esercizio fisico regolare e una dieta equilibrata sono tutti elementi che contribuiscono a un benessere psicologico generale.

Inoltre, è essenziale riconoscere l'importanza dell'accesso a cure di qualità e a supporto tempestivo. La ricerca di aiuto professionale al manifestarsi dei primi sintomi può fare una grande differenza nel percorso di recupero di un individuo. Terapie come la psicoterapia, la farmacoterapia o una combinazione di entrambe hanno dimostrato di essere efficaci nel trattamento di molte malattie mentali. Tuttavia, il percorso di cura è spesso personalizzato, riflettendo la necessità di un approccio individualizzato che rispetti le specificità e le preferenze di ogni persona. L'importanza del sostegno sociale non può essere sottovalutata. Amici, familiari e comunità svolgono un ruolo cruciale nel fornire un ambiente di supporto che può facilitare la gestione dei disturbi mentali. Essere circondati da una rete di sostegno amorevole può migliorare significativamente l'efficacia dei trattamenti e la qualità della vita di chi affronta queste sfide.

Concludendo, risulta chiaro che la lotta contro le malattie mentali è complessa e richiede un approccio multiforme che includa trattamento medico, supporto psicologico, e un ambiente sociale accogliente e informato. Attraverso una maggiore consapevolezza, educazione e accesso a cure appropriate, possiamo tutti contribuire a costruire una società più inclusiva e comprensiva, dove la salute mentale è considerata una priorità e dove chi soffre di disturbi mentali può vivere una vita piena e soddisfacente.

1.2 Classificazione delle malattie mentali

In questo capitolo, esploreremo il complesso e variegato mondo delle malattie mentali attraverso una lente di classificazione. Le malattie mentali, che influenzano profondamente il pensiero, le emozioni, l'umore e il comportamento degli individui, formano un ampio spettro di condizioni che possono variare da lievi a gravi, influenzando la vita quotidiana in modi diversi. La classificazione di queste malattie non è solo un esercizio accademico ma serve un duplice scopo essenziale: da un lato, fornisce ai professionisti della salute mentale un linguaggio comune e criteri standardizzati per diagnosticare e trattare efficacemente i disturbi; dall'altro, aiuta le persone affette e i loro cari a comprendere meglio le loro esperienze e a cercare il supporto adeguato.

La comprensione delle malattie mentali e la loro classificazione sono il risultato di anni di studi, ricerche e osservazioni cliniche. Sistemi diagnostici come il Manuale Diagnostico e Statistico dei Disturbi Mentali (DSM) e la Classificazione Internazionale delle Malattie (ICD) sono diventati strumenti fondamentali in questo processo, offrendo una guida affidabile per i clinici e una fonte di informazioni per i pazienti e il pubblico. Questi sistemi enfatizzano l'importanza di considerare le malattie mentali con lo stesso rigore e serietà con cui trattiamo le condizioni fisiche, sottolineando che la salute mentale è un componente inscindibile del benessere generale.

Attraverso la classificazione delle malattie mentali, ci proponiamo di demistificare e destigmatizzare queste condizioni, fornendo una panoramica che evidenzia la diversità delle esperienze umane nel contesto della salute mentale. Ogni capitolo che segue offrirà uno sguardo approfondito su specifici disturbi, illuminando i sintomi, le cause, le strategie di trattamento e le storie di chi vive con queste condizioni. Il nostro obiettivo è quello di avvicinare i lettori a una comprensione più profonda e empatica delle malattie mentali, incoraggiando una cultura di supporto, cura e compassione verso tutti coloro che ne sono affetti.

Le malattie mentali si possono dividere in:

- **Disturbi d'ansia**

  I disturbi d'ansia, che affliggono milioni di persone in tutto il mondo, sono tra le categorie più comuni di malattie mentali e si manifestano con una paura e ansietà eccessive e persistenti che superano le normali reazioni allo stress, compromettendo le attività quotidiane. Questi includono il Disturbo d'Ansia Generalizzata (GAD), con preoccupazioni eccessive quotidiane per almeno sei mesi; il Disturbo da Attacchi di Panico, con attacchi improvvisi di terrore; il Disturbo d'Ansia Sociale, caratterizzato da ansia in situazioni sociali per paura di essere giudicati; e le Fobie Specifiche, con ansia intensa scatenata da oggetti o situazioni particolari. Il trattamento può variare ma spesso include psicoterapia, come la terapia cognitivo-comportamentale, e/o farmacoterapia, oltre a tecniche di rilassamento e mindfulness.

- **<u>Disturbi dell'umore</u>**

I disturbi dell'umore comprendono condizioni in cui la caratteristica principale è una alterazione dell'umore dell'individuo, che va oltre le normali variazioni emotive sperimentate da tutti. Questi disturbi possono avere un impatto profondo sulla capacità di un individuo di funzionare e godersi la vita. Tra i più comuni ci sono la Depressione Maggiore, caratterizzata da sentimenti persistenti di tristezza, perdita di interesse o piacere nelle attività normali, e una gamma di sintomi fisici e cognitivi che influenzano la capacità di svolgere le funzioni quotidiane. Il Disturbo Bipolare, precedentemente noto come disturbo maniaco-depressivo, si manifesta con fluttuazioni estreme dell'umore, che includono episodi alternati di mania (o ipomania) e depressione, influenzando il giudizio, il comportamento e la capacità di mantenere relazioni stabili.

Il trattamento dei disturbi dell'umore può variare significativamente a seconda del disturbo specifico e della gravità dei sintomi. Le opzioni terapeutiche includono la psicoterapia, come la terapia cognitivo-comportamentale e la terapia interpersonale, che aiutano a gestire i sintomi modificando i pensieri, i comportamenti e le interazioni sociali. La farmacoterapia, inclusi antidepressivi, stabilizzatori dell'umore e antipsicotici, può essere prescritta per aiutare a regolare gli sbalzi d'umore e trattare i sintomi. In alcuni casi, altri trattamenti come la terapia elettroconvulsivante (TEC) possono essere considerati per i casi più gravi o quando altre terapie non hanno avuto successo.

Affrontare i disturbi dell'umore richiede un approccio comprensivo che tenga conto sia della salute fisica che di quella emotiva dell'individuo, sottolineando l'importanza del supporto da parte di amici, familiari e professionisti della salute mentale. Creare un ambiente di supporto e comprensione è fondamentale per aiutare chi soffre di disturbi dell'umore a gestire i loro sintomi e migliorare la qualità della loro vita. Con trattamenti appropriati e un supporto efficace, molte persone con disturbi dell'umore possono trovare sollievo dai loro sintomi e vivere vite piene e soddisfacenti.

- **<u>Disturbi psicotici</u>**

I disturbi psicotici rappresentano un gruppo di gravi malattie mentali che causano alterazioni significative nel pensiero e nella percezione, portando gli individui a perdere il contatto con la realtà. La Schizofrenia è forse il più noto tra questi disturbi, caratterizzata da sintomi quali allucinazioni (vedere o udire cose che non esistono), deliri (credenze false e fisse), pensiero disorganizzato e problemi nel funzionamento sociale e lavorativo. Altri disturbi psicotici includono il Disturbo Schizoaffettivo, che combina sintomi di schizofrenia con disturbi dell'umore, e il Disturbo Psicotico Breve, caratterizzato da psicosi di breve durata generalmente scatenate da stress elevato o trauma.

Il trattamento dei disturbi psicotici richiede spesso un approccio multiforme, che include la farmacoterapia, come gli antipsicotici, per ridurre i sintomi psicotici. La psicoterapia, specialmente quella cognitivo-comportamentale, è utilizzata per aiutare a gestire i sintomi, migliorare le capacità comunicative e sociali, e lavorare su pensieri e comportamenti problematici. Programmi di riabilitazione psicosociale e gruppi di supporto possono fornire ulteriori livelli di assistenza, aiutando gli individui a migliorare le loro abilità di vita quotidiana e a integrarsi meglio nella comunità.

- **<u>Disturbi di personalità</u>**

I disturbi di personalità sono un gruppo di condizioni mentali caratterizzate da modelli di pensiero, percezione, reazione e relazione con gli altri che sono così fissi e devianti dalla norma da causare significativo disagio o disfunzione sociale, lavorativa, o in altre aree importanti della vita. Questi disturbi sono notevolmente complessi e diversificati, spesso sovrapponendosi in sintomi e sfidando una chiara diagnosi. Tra i più conosciuti ci sono il Disturbo Borderline di Personalità, che porta a instabilità nelle relazioni interpersonali, nell'immagine di sé, e nell'umore, oltre a un marcato impulsività; il Disturbo Narcisistico di Personalità, caratterizzato da un pattern di grandiosità, bisogno di ammirazione e mancanza di empatia; e il Disturbo Evitante di Personalità, dove c'è una sensibilità estrema al rifiuto e un timore pervasivo di imbarazzo sociale.

Il trattamento dei disturbi di personalità spesso richiede un approccio integrato che può includere psicoterapia, in particolare la terapia dialettico-comportamentale per il disturbo borderline e la terapia cognitivo-comportamentale per altri disturbi. Queste forme di terapia mirano ad aiutare gli individui a riconoscere e modificare i modelli di pensiero e comportamento disfunzionali, sviluppare strategie per gestire le emozioni intense, e migliorare le abilità di relazione. In alcuni casi, possono essere prescritti farmaci per trattare sintomi specifici o disturbi concomitanti, come l'ansia o la depressione.

La sfida nel trattamento dei disturbi di personalità non è solo la gestione dei sintomi, ma anche l'instaurazione di un rapporto terapeutico efficace, dato che i tratti stessi del disturbo possono interferire con la capacità dell'individuo di impegnarsi nel trattamento. Il successo richiede spesso un impegno a lungo termine da parte sia del paziente che del terapeuta, con un focus sulla costruzione di fiducia e sulla collaborazione nel processo terapeutico. Riconoscere e trattare i disturbi di personalità è fondamentale per aiutare gli individui affetti a vivere una vita più funzionale e soddisfacente. Sebbene questi disturbi possano essere tra i più sfidanti da trattare, con il supporto adeguato e un trattamento personalizzato, molte persone riescono a fare significativi progressi verso il recupero, migliorando la loro capacità di relazionarsi con gli altri e di gestire le sfide della vita quotidiana. La chiave sta nell'approcciare ogni individuo con empatia, comprensione e pazienza, promuovendo percorsi di cura che rispettino la complessità delle loro esperienze.

- **<u>Disturbi dell'alimentazione</u>**

I disturbi dell'alimentazione, che includono condizioni come l'anoressia nervosa, la bulimia nervosa e il disturbo da alimentazione incontrollata, sono complesse malattie psicologiche caratterizzate da un rapporto disturbato con il cibo e l'immagine di sé. Questi disturbi si manifestano attraverso comportamenti alimentari estremi e hanno un impatto significativo sulla salute fisica e psicologica degli individui, alterando profondamente la loro qualità di vita. L'anoressia nervosa, ad esempio, è caratterizzata da una paura intensa di ingrassare e da una percezione distorta del proprio corpo, che porta le persone a limitare drasticamente il cibo per perdere peso o evitare l'aumento di peso, anche quando il loro peso è inferiore al normale. Questa condizione si accompagna spesso a un'ossessione per la magrezza e un controllo eccessivo sul proprio corpo e sulle proprie abitudini alimentari, evidenziando la complessità e la gravità dei disturbi dell'alimentazione.

- ## **Disturbi da uso di sostanze**

I disturbi da uso di sostanze sono condizioni psicologiche che si manifestano quando l'uso ripetuto di sostanze come alcol, droghe illegali, o farmaci prescritti porta a una dipendenza clinica o a significativi problemi di salute, sociali, o di funzionamento. Questi disturbi possono variare da lievi a gravi e hanno in comune la caratteristica di un uso di sostanze che diventa centrale nella vita dell'individuo, superando altre attività e obblighi.

La dipendenza si sviluppa quando il consumo di sostanze altera il normale funzionamento del cervello, influenzando i sistemi di gratificazione e motivazione. Questo porta a un desiderio intenso o compulsione a consumare la sostanza nonostante le conseguenze negative. Oltre alla dipendenza, l'uso di sostanze può portare a una tolleranza, dove sono necessarie quantità sempre maggiori della sostanza per ottenere lo stesso effetto, e alla sindrome da astinenza, che si verifica quando la sostanza viene ridotta o interrotta.

- ## **Disturbi del neurosviluppo**

I disturbi del neurosviluppo sono un gruppo di condizioni che si manifestano tipicamente nell'infanzia e influenzano il corso dello sviluppo neurologico e psicologico. Questi disturbi possono incidere su diverse aree del funzionamento, compresi l'apprendimento, la comunicazione, il comportamento e le abilità sociali. Tra le condizioni più note in questa categoria ci sono il Disturbo dello Spettro Autistico (DSA) e il Disturbo da Deficit di Attenzione/Iperattività (ADHD).

Il Disturbo dello Spettro Autistico è caratterizzato da difficoltà nelle interazioni sociali e nella comunicazione, comportamenti ripetitivi e interessi ristretti. Le persone con DSA possono avere sfide significative nel relazionarsi con gli altri e nel comprendere le norme sociali, ma possono anche avere punti di forza unici, come l'attenzione ai dettagli o competenze specifiche in determinate aree.

Il Disturbo da Deficit di Attenzione/Iperattività, d'altra parte, implica difficoltà nel mantenere l'attenzione, iperattività e impulsività. Questi sintomi possono creare ostacoli nell'ambiente scolastico, lavorativo e nelle relazioni interpersonali, rendendo difficile per gli individui affrontare le routine quotidiane.

Il trattamento e il sostegno per i disturbi del neurosviluppo richiedono un approccio multidisciplinare e personalizzato, che può includere terapie comportamentali, educazione speciale, farmaci e supporto alla famiglia. L'obiettivo è massimizzare le potenzialità dell'individuo, promuovere lo sviluppo di abilità adattive e migliorare la qualità della vita. Importante è anche l'educazione e il sostegno per le famiglie e i caregiver, per aiutarli a comprendere e gestire le sfide associate a questi disturbi.

Disturbi del sonno-veglia

I disturbi del sonno-veglia rappresentano una serie di condizioni che compromettono la capacità di dormire bene, influenzando negativamente la salute mentale e fisica, nonché il funzionamento quotidiano. Tra questi, l'insonnia, con le sue difficoltà a iniziare o mantenere il sonno; la Sindrome delle Apnee Ostruttive del Sonno, che causa interruzioni della respirazione notturna; la narcolessia, che porta a eccessiva sonnolenza diurna e attacchi di sonno; e i disturbi del ritmo circadiano, dove il ciclo naturale sonno-veglia è disallineato rispetto all'ambiente esterno, come nei casi di jet lag o di lavoro notturno, sono i più comuni. Il trattamento varia in base alla specifica condizione e può spaziare dalla revisione delle pratiche di igiene del sonno e l'impiego di terapie farmacologiche, alla terapia cognitivo-comportamentale specifica per l'insonnia e, per le apnee notturne, l'uso di dispositivi per il supporto respiratorio o interventi chirurgici. È essenziale affrontare questi disturbi con un approccio mirato, poiché un sonno di qualità è cruciale per il benessere complessivo, impattando direttamente sulla qualità della vita.

CAPITOLO 2 : Disturbi d'ansia

I disturbi d'ansia rappresentano una delle categorie più diffuse di condizioni psicologiche, caratterizzati da paura e ansietà persistenti e soverchianti che vanno oltre le comuni reazioni di stress temporaneo. Questi disturbi possono influenzare profondamente la vita quotidiana di un individuo, limitando la capacità di lavorare, studiare, intrattenere relazioni sociali e persino compiere attività quotidiane.

L'ansia, in sé, è una reazione umana normale di fronte a situazioni percepite come minacciose o stressanti. Tuttavia, quando diventa eccessiva, prolungata e non legata a cause specifiche, può trasformarsi in un disturbo che necessita di attenzione e cura. I disturbi d'ansia si manifestano in diverse forme, ognuna con le proprie caratteristiche specifiche, ma tutti condividono la radice comune dell'ansia eccessiva e irrazionale come elemento centrale.

Tra i principali disturbi d'ansia troviamo il Disturbo d'Ansia Generalizzata (GAD), caratterizzato da preoccupazioni e tensioni croniche anche quando non vi è alcuna causa evidente; i disturbi di panico, che comportano attacchi improvvisi di terrore accompagnati da sintomi fisici acuti; il disturbo d'ansia sociale, che implica una paura eccessiva di essere giudicati negativamente nelle situazioni sociali; e le fobie specifiche, che sono paure intense scatenate da specifici oggetti o situazioni.

La comprensione e il trattamento dei disturbi d'ansia hanno fatto significativi progressi negli ultimi anni. Le opzioni terapeutiche includono la terapia cognitivo-comportamentale, che aiuta a identificare e modificare i pensieri e i comportamenti che alimentano l'ansia, e vari tipi di farmaci che possono aiutare a gestire i sintomi. Inoltre, tecniche di rilassamento, mindfulness e interventi sullo stile di vita giocano un ruolo cruciale nel supporto a lungo termine delle persone affette da disturbi d'ansia.

Riconoscere e affrontare i disturbi d'ansia è fondamentale per migliorare la qualità di vita e prevenire che l'ansia diventi un ostacolo insormontabile. Con la giusta combinazione di trattamenti, supporto e strategie di auto-aiuto, è possibile gestire efficacemente l'ansia e vivere una vita piena e soddisfacente. Nei paragrafi seguenti, affronteremo ciascuno di questi disturbi legati all'ansia più nel dettaglio, esplorando le loro caratteristiche uniche, le sfide che presentano e le strategie per il loro superamento.

2.1 GAD (Disturbo di ansia generalizzata)

Il Disturbo d'Ansia Generalizzata (GAD) è una condizione caratterizzata da preoccupazione e ansia cronica eccessive riguardo a diverse attività e eventi della vita quotidiana. A differenza dell'ansia normale, che può essere provocata da specifiche situazioni di stress e di solito è temporanea, la GAD provoca ansia persistente per mesi, anche in assenza di motivi apparenti o specifici scatenanti. Gli individui affetti da GAD si trovano spesso in uno stato di preoccupazione costante che è difficile da controllare e che va oltre le normali preoccupazioni quotidiane.

Sintomi del Disturbo d'Ansia Generalizzata:

- **Preoccupazione Eccessiva**: Uno dei sintomi principali della GAD è una preoccupazione cronica e incontrollabile per eventi o attività quotidiane, spesso sproporzionata rispetto alla situazione reale.

- **Difficoltà di Concentrazione**: L'ansia eccessiva può rendere difficile concentrarsi su compiti specifici, portando a problemi di memoria o a sentirsi facilmente distratti.

- **Irritabilità**: Le persone con GAD possono apparire più facilmente irritabili o tese a causa della costante ansia.

- **Tensione Muscolare**: La tensione cronica può portare a dolori muscolari o a sentirsi rigidi quasi tutti i giorni.

- **Problemi di Sonno**: Difficoltà ad addormentarsi o a mantenere il sonno sono comuni, spesso a causa dell'impossibilità di "spegnere" la mente preoccupata.

- **Stanchezza**: Il costante stato di ansia e preoccupazione può lasciare gli individui affetti da GAD cronicamente stanchi o esausti.

- **Inquietudine o Sentirsi Sull'Orlo**: Una sensazione persistente di essere "sul filo" o in uno stato di allerta elevato, anche in assenza di minacce reali.

- **Sintomi Somatici**: Sintomi fisici come mal di stomaco, sudorazione, vertigini o accelerazione del battito cardiaco possono accompagnare l'ansia, anche se non vi è una causa fisica diretta.

Il Disturbo d'Ansia Generalizzata va oltre la normale ansietà che le persone possono sperimentare in risposta a eventi specifici della vita; si tratta di un'ansia diffusa che persiste e interfiere con la capacità di svolgere le attività quotidiane. È importante ricordare che la GAD è una condizione trattabile, e molte persone trovano sollievo attraverso terapie specifiche, strategie di gestione dello stress e, se necessario, farmaci prescritti da professionisti della salute mentale.

Cause e fattori di rischio:

Le cause del Disturbo d'Ansia Generalizzata (GAD) e i fattori di rischio associati sono il risultato di un complesso intreccio di elementi biologici, genetici, ambientali e psicologici. Non c'è una singola causa identificabile per la GAD, ma piuttosto una serie di fattori che, combinati, possono aumentare la probabilità di sviluppare questo disturbo.

Fattori Genetici e Biologici: La ricerca ha mostrato che la GAD può avere una componente ereditaria. Individui con familiari stretti che soffrono di disturbi d'ansia sono più a rischio di sviluppare anch'essi la condizione. Inoltre, gli squilibri nei neurotrasmettitori cerebrali, sostanze chimiche che facilitano la comunicazione tra le cellule nervose, possono giocare un ruolo nel manifestarsi dell'ansia.

Fattori Ambientali e di Vita: Eventi stressanti della vita, come problemi finanziari, la morte di una persona cara, o relazioni interpersonali conflittuali, possono scatenare o peggiorare la GAD. L'ansia può anche essere appresa osservando comportamenti ansiosi nei genitori o in altre figure significative durante l'infanzia.

Caratteristiche di Personalità: Le persone con certi tratti di personalità, come quelle naturalmente inclini alla preoccupazione o al pessimismo, o quelle con bassa autostima, possono essere più suscettibili allo sviluppo di disturbi d'ansia.

Altri Disturbi Psicologici: La presenza di altri disturbi mentali, come la depressione o altri disturbi d'ansia, aumenta il rischio di sviluppare la GAD. È comune per le persone con GAD avere anche altri disturbi concomitanti.

Esperienze di Vita Precoce: Esperienze traumatiche nell'infanzia, come abusi fisici o emotivi, o l'esposizione a eventi stressanti prolungati, possono predisporre un individuo allo sviluppo di disturbi d'ansia in seguito nella vita.

Riconoscere i fattori di rischio e le cause potenziali della GAD è un passo importante verso la comprensione e il trattamento del disturbo. Tuttavia, è importante notare che la presenza di uno o più di questi fattori non determina necessariamente lo sviluppo della GAD in un individuo; molte persone con fattori di rischio significativi non sviluppano mai il disturbo. La comprensione di questi elementi può, tuttavia, aiutare professionisti e pazienti a sviluppare strategie preventive e terapeutiche più mirate ed efficaci.

Trattamento e supporto

Il trattamento del Disturbo d'Ansia Generalizzata (GAD) richiede un approccio personalizzato, che può includere una combinazione di interventi psicoterapeutici, farmacologici e di supporto. La scelta del trattamento più adatto dipende dalla gravità dei sintomi, dalle preferenze personali e da eventuali condizioni mediche concomitanti.

L'obiettivo è ridurre i sintomi dell'ansia, migliorare la qualità della vita e aiutare l'individuo a gestire meglio le preoccupazioni quotidiane.

Terapia Psicologica

- **Terapia Cognitivo-Comportamentale (CBT)**: La CBT è uno dei trattamenti più efficaci per la GAD. Questa terapia aiuta a identificare e sfidare i pensieri ansiosi e le credenze irrazionali, oltre a modificare i comportamenti che alimentano l'ansia. La CBT insegna anche tecniche di rilassamento e gestione dello stress per aiutare a controllare i sintomi fisici dell'ansia.
- **Terapia di Accettazione e Impegno (ACT)**: L'ACT incoraggia le persone a accettare i propri pensieri e sentimenti ansiosi invece di lottare contro di essi, concentrandosi sul vivere una vita ricca e significativa in linea con i propri valori personali.

Trattamento Farmacologico

- **Antidepressivi**: Gli inibitori selettivi della ricaptazione della serotonina (SSRI) e gli inibitori della ricaptazione della serotonina e della noradrenalina (SNRI) sono comunemente prescritti per la GAD. Questi farmaci possono aiutare a bilanciare i neurotrasmettitori nel cervello e ridurre i sintomi dell'ansia.
- **Benzodiazepine**: Questi farmaci possono essere utilizzati per un sollievo a breve termine dei sintomi dell'ansia acuta, ma non sono raccomandati per l'uso a lungo termine a causa del rischio di dipendenza.

- **Tecniche di Rilassamento**: Pratiche come la meditazione, il training autogeno, e gli esercizi di respirazione possono aiutare a gestire i sintomi fisici dell'ansia.

- **Esercizio Fisico**: L'attività fisica regolare è stata dimostrata efficace nel ridurre i sintomi dell'ansia grazie alla produzione di endorfine e al miglioramento del sonno e dell'autostima.

- **Gruppi di Supporto**: Partecipare a gruppi di supporto può offrire l'opportunità di condividere esperienze, strategie di coping e ricevere incoraggiamento da altre persone che vivono situazioni simili.

Conclusione

Il trattamento efficace della GAD è spesso multimodale, combinando terapia, farmaci e supporto. È importante che gli individui affetti lavorino a stretto contatto con professionisti della salute mentale per sviluppare un piano di trattamento che si adatti alle loro esigenze specifiche. Inoltre, la pazienza e il tempo sono fondamentali, poiché trovare la combinazione di trattamenti più efficace può richiedere sperimentazione e adattamenti. Con il supporto adeguato, molte persone con GAD possono raggiungere un significativo miglioramento dei sintomi e un recupero della qualità della vita.

"Marco aveva sempre considerato sé stesso come una persona abbastanza tranquilla, capace di gestire lo stress quotidiano senza

troppi problemi. Tuttavia, negli ultimi mesi, aveva iniziato a notare un cambiamento preoccupante nel suo modo di reagire alle situazioni di vita. Iniziò con una sensazione di nervosismo costante, quasi come se qualcosa di brutto stesse per accadere, ma senza una ragione apparente. Questa ansia diffusa cominciò a influenzare il suo sonno, rendendolo irrequieto e portandolo a svegliarsi stanco ogni mattina.Le giornate di Marco erano diventate un susseguirsi di preoccupazioni incessanti, riguardo al lavoro, alla salute, e perfino a piccole decisioni quotidiane. Questo stato di ansia permanente iniziò a manifestarsi anche fisicamente: sentiva spesso il cuore battere all'impazzata e un'opprimente tensione muscolare. Tentò di ignorare questi sintomi, sperando che passassero da soli, ma la goccia che fece traboccare il vaso fu durante una riunione di lavoro, quando un'improvvisa e intensa ondata di panico lo colse di sorpresa. Il cuore gli martellava nel petto, le mani gli sudavano e una sensazione di soffocamento lo invase, tanto che dovette scusarsi e uscire precipitosamente dalla sala.

Dopo quell'episodio, Marco capì che non poteva più fare finta di nulla. Decise di consultare un professionista, che dopo alcuni incontri diagnosticò un Disturbo d'Ansia Generalizzata. Insieme, elaborarono un piano di trattamento che includeva terapia cognitivo-comportamentale e, per un breve periodo, l'uso di farmaci per aiutarlo a gestire i sintomi più acuti. Marco fu anche incoraggiato a praticare tecniche di rilassamento e mindfulness, oltre a riprendere l'attività fisica regolare, che aveva trascurato negli ultimi tempi.

Il percorso non fu facile, e ci furono giorni in cui Marco si sentiva scoraggiato, ma con il sostegno del suo terapeuta e l'impegno costante *nel seguire le strategie concordate, iniziò gradualmente a notare dei miglioramenti. Imparò a riconoscere i segnali precoci della sua ansia e a intervenire prima che potessero degenerare in un pieno attacco di panico. Inoltre, iniziò a sfidare le sue preoccupazioni irrazionali, sostituendole con pensieri più equilibrati.*

Ora, a distanza di un anno, Marco si sente una persona nuova. Ha imparato a convivere con la sua ansia senza lasciarla dominare la sua vita. Guarda al futuro con maggiore fiducia, consapevole che, anche se l'ansia dovesse ripresentarsi, ha gli strumenti per affrontarla. La sua esperienza lo ha anche reso più empatico nei confronti degli altri che affrontano sfide simili, e non perde occasione per condividere la sua storia, sperando di ispirare e aiutare chi si trova nella situazione in cui era lui."

2.2 Attacchi di panico

Gli attacchi di panico sono episodi improvvisi e intensi di paura o disagio estremo che raggiungono il picco entro pochi minuti. Questi episodi sono accompagnati da una serie di sintomi fisici e psicologici che possono essere così avvincenti da far sentire la persona come se stesse perdendo il controllo o addirittura avvicinandosi alla morte. Nonostante siano estremamente angoscianti, gli attacchi di panico non sono di per sé pericolosi per la vita.

Sintomi degli Attacchi di Panico

Gli attacchi di panico si caratterizzano per una varietà di sintomi che possono includere:

- **Palpitazioni, battito cardiaco accelerato o sensazione di martellamento del cuore**: Uno dei sintomi più comuni, che contribuisce al senso di terrore che accompagna un attacco di panico.
- **Sudorazione**: Molte persone riferiscono un'intensa sudorazione durante un attacco di panico.
- **Tremori o scosse**: Il corpo può iniziare a tremare incontrollabilmente a causa dell'intensa reazione di paura.
- **Sensazioni di soffocamento**: Un senso di costrizione alla gola o di non riuscire a respirare adeguatamente.
- **Dolore o disagio al petto**: Questo sintomo può spesso essere confuso con un attacco di cuore, rendendo l'esperienza ancora più spaventosa.
- **Nausea o disturbi addominali**: Sensazioni di malessere o problemi digestivi possono accompagnare l'ansia intensa.
- **Sensazione di vertigini, instabilità, leggerezza alla testa o svenimento**: La vertigine o la sensazione di essere storditi è comune.
- **Brividi o vampate di calore**: Fluttuazioni estreme della temperatura corporea possono verificarsi senza una causa ambientale.

- **Parestesie (sensazioni di intorpidimento o formicolio)**: Questi sintomi possono presentarsi in varie parti del corpo.

- **Derealizzazione (sensazione di irrealtà) o depersonalizzazione (essere distaccati da sé stessi)**: Si può avere la sensazione che il mondo intorno non sia reale o di essere estranei a se stessi.

- **Paura di perdere il controllo o di impazzire**: Durante un attacco di panico, si può temere che le proprie reazioni siano irrevocabilmente fuori controllo.

- **Paura di morire**: Nonostante non ci sia un pericolo fisico immediato, la paura di morire è un sintomo comune e profondamente perturbante.

Gli attacchi di panico possono verificarsi in contesti specifici o senza un chiaro scatenante. Essi possono essere un evento isolato per alcune persone, mentre per altre possono verificarsi ripetutamente, portando allo sviluppo del disturbo di panico, soprattutto se vi è una preoccupazione persistente per ulteriori attacchi o per le conseguenze di un attacco. La comprensione e il trattamento adeguato degli attacchi di panico sono cruciali per aiutare chi ne soffre a gestire efficacemente questi episodi intensamente stressanti.

Gli attacchi di panico possono avere origini diverse, e spesso risultano da un intreccio complesso di fattori biologici, psicologici e ambientali. Non c'è una causa unica per gli attacchi di panico, ma alcune condizioni e circostanze sono state identificate come potenziali fattori di rischio.

Fattori Biologici

- **Predisposizione Genetica**: La ricerca suggerisce che gli attacchi di panico possono avere una componente ereditaria. Le persone con familiari che hanno esperienza di disturbi d'ansia o specificamente di attacchi di panico possono avere un rischio maggiore di svilupparli.
- **Squilibri Neurochimici**: Alterazioni nei livelli di alcuni neurotrasmettitori nel cervello, come la serotonina e la noradrenalina, possono contribuire alla predisposizione agli attacchi di panico.

Fattori Psicologici

- **Tratti di Personalità**: Individui con determinati tratti di personalità, come quelli con una maggiore tendenza alla preoccupazione o alla paura, possono essere più vulnerabili agli attacchi di panico.
- **Stress e Traumi**: Eventi di vita stressanti o traumatici, come la perdita di un lavoro, la morte di una persona cara o esperienze traumatiche passate, possono scatenare gli attacchi di panico.

- **Fattori di Stress Cronico**: Vivere in condizioni di stress prolungato, sia esso relazionale, lavorativo o finanziario, può aumentare il rischio di sviluppare attacchi di panico.
- **Abuso di Sostanze**: L'uso e l'abuso di sostanze come la caffeina, l'alcol, la nicotina e le droghe possono esacerbare o contribuire alla comparsa di attacchi di panico.

- **Cambiamenti o Transizioni di Vita Significative**: Periodi di grandi cambiamenti, come l'ingresso all'università, un nuovo lavoro, un matrimonio o la nascita di un figlio, possono essere periodi di vulnerabilità agli attacchi di panico.
- **Condizioni Mediche**: Alcune condizioni mediche, come disturbi della tiroide, possono mimare o peggiorare i sintomi degli attacchi di panico.

È importante notare che la presenza di uno o più di questi fattori non significa necessariamente che una persona svilupperà attacchi di panico; sono indicatori di potenziale rischio. La comprensione di questi fattori può tuttavia aiutare nella prevenzione e nella gestione degli attacchi di panico, permettendo agli individui di cercare supporto e intervento precoce.

Trattamento e strategie di gestione

Il trattamento degli attacchi di panico si concentra sulla riduzione della frequenza e dell'intensità degli attacchi, aiutando l'individuo a gestire meglio l'ansia associata. Un approccio multimodale, che combina strategie terapeutiche e di autogestione, si è dimostrato efficace nel trattare gli attacchi di panico e nel migliorare significativamente la qualità della vita.

Trattamenti Terapeutici

- **Terapia Cognitivo-Comportamentale (CBT)**: La CBT è ampiamente riconosciuta come uno dei trattamenti più efficaci per gli attacchi di panico. Aiuta a identificare e modificare i pensieri e i comportamenti che contribuiscono all'ansia, insegnando strategie per affrontare e ridurre gli attacchi di panico quando si verificano.
- **Terapia di Esposizione**: Una tecnica specifica all'interno della CBT, la terapia di esposizione, incoraggia gradualmente l'individuo ad affrontare le situazioni o le sensazioni temute in un ambiente controllato e sicuro, riducendo la paura e l'ansia associata.

Farmaci

- **Antidepressivi SSRI e SNRI**: Gli inibitori selettivi della ricaptazione della serotonina (SSRI) e gli inibitori della ricaptazione della serotonina e noradrenalina (SNRI) sono spesso prescritti per trattare gli attacchi di panico, aiutando a regolare i neurotrasmettitori coinvolti nell'ansia.

- **Benzodiazepine**: Anche se efficaci nel controllo rapido dell'ansia, le benzodiazepine sono generalmente raccomandate solo per l'uso a breve termine a causa del rischio di dipendenza.

Strategie di Autogestione

- **Tecniche di Rilassamento**: Pratiche come la respirazione profonda, la meditazione mindfulness e il rilassamento muscolare progressivo possono aiutare a ridurre l'intensità degli attacchi di panico riducendo la risposta di stress del corpo.

- **Attività Fisica**: L'esercizio regolare può avere un effetto positivo sull'umore e sulla riduzione dell'ansia, grazie alla produzione di endorfine e alla riduzione dei livelli di stress.

- **Gestione dello Stress**: Sviluppare strategie efficaci per gestire lo stress quotidiano, come la pianificazione del tempo, l'identificazione delle fonti di stress e l'impegno in attività piacevoli, può ridurre la frequenza degli attacchi di panico.

- **Evitare Stimolanti**: Ridurre o eliminare il consumo di caffeina, nicotina e altri stimolanti può aiutare a diminuire i sintomi dell'ansia.

- **Educazione e Consapevolezza**: Capire la natura degli attacchi di panico e riconoscere i propri trigger può aiutare a sentirsi più preparati e meno impauriti quando si verificano.

- **Supporto Sociale**: Parlare delle proprie esperienze con amici fidati, familiari o gruppi di supporto può offrire conforto e strategie di coping condivise.

Per molte persone, una combinazione di trattamenti terapeutici e strategie di autogestione porta a miglioramenti significativi. È importante lavorare a stretto contatto con professionisti della salute per sviluppare un piano di trattamento personalizzato che risponda alle proprie esigenze e preferenze.

"Laura era sempre stata considerata la roccia della sua famiglia, sempre calma e raccolta, indipendentemente dalle sfide che la vita le poneva davanti. Tuttavia, un giorno di primavera, mentre passeggiava tranquillamente per le vie del centro, sperimentò qualcosa che non aveva mai provato prima: un attacco di panico.

Senza alcun preavviso, il suo cuore iniziò a battere a un ritmo frenetico, tanto che Laura temette potesse fermarsi da un momento all'altro. La sua respirazione divenne rapida e superficiale, facendole credere di soffocare. Guardandosi intorno, le persone e gli edifici le sembravano distanti, come se fosse separata da tutto da un vetro invisibile. Un senso di terrore incontrollabile la invase, accompagnato dalla paura paralizzante di perdere il controllo o addirittura di morire lì, in mezzo alla strada.

Confusa e spaventata, Laura si rifugiò in un vicolo laterale, cercando disperatamente di calmarsi. Gli attacchi, però, non si fermarono quel giorno. Iniziarono a presentarsi in momenti imprevedibili - durante una riunione di lavoro, a cena con gli amici, persino nel conforto della sua casa. Ogni episodio lasciava Laura sempre più esausta, alimentando la paura del prossimo attacco.

Dopo mesi di lotta silenziosa, Laura decise che era ora di chiedere aiuto. Si rivolse a un terapeuta specializzato in disturbi d'ansia, dove apprese che ciò che stava vivendo erano attacchi di panico. Insieme, svilupparono un piano di trattamento che includeva la terapia cognitivo-comportamentale, tecniche di rilassamento e, per un breve periodo, un supporto farmacologico per gestire i sintomi più acuti.

Laura imparò a riconoscere i segnali premonitori dei suoi attacchi di panico e a utilizzare strategie di coping per affrontarli quando si manifestavano. Scoprì anche l'importanza di prendersi cura di sé, dedicando tempo ad attività che amava e che la rilassavano, come lo yoga e la lettura. Col tempo, gli attacchi di panico di Laura divennero meno frequenti e intensi, e lei iniziò a sentirsi di nuovo padrona della sua vita. Sebbene la strada verso la guarigione non fosse sempre facile, la resilienza e la determinazione di Laura le permisero di superare questa sfida. La sua esperienza con gli attacchi di panico le insegnò *l'importanza di ascoltare se stessa e di non aver paura di chiedere aiuto quando necessario.*

"

2.3 Disturbi di ansia sociale

Il Disturbo d'Ansia Sociale (DAS) si manifesta come una paura persistente e soverchiante delle situazioni sociali, che va ben oltre la normale timidezza sperimentata dalla maggior parte delle persone in determinate circostanze. Coloro che soffrono di DAS temono costantemente di essere osservati, giudicati, criticati o di comportarsi in modi che possano essere imbarazzanti o umilianti. Questa intensa paura dell'interazione sociale può portare a un marcato evitamento di incontri sociali, presentazioni in pubblico o qualsiasi situazione in cui l'individuo si senta sotto osservazione.

La natura pervasiva di questa ansia può creare un circolo vizioso: l'evitamento delle situazioni sociali rinforza la paura e l'ansia, limitando significativamente le opportunità personali, professionali e sociali dell'individuo. Le persone con DAS possono lottare con l'instaurare e mantenere amicizie, partecipare a attività di gruppo o avanzare nella loro carriera. Inoltre, questo disturbo non solo si focalizza sull'interazione diretta con gli altri ma può anche preoccuparsi eccessivamente di atti quotidiani come mangiare o parlare al telefono in presenza di altri, temendo di fare una brutta figura.

Sebbene il Disturbo d'Ansia Sociale possa sembrare una sfida insormontabile per chi ne soffre, è importante sottolineare che, come per molti disturbi psicologici, esistono trattamenti efficaci che possono aiutare a gestire e ridurre i sintomi. La comprensione del disturbo, accompagnata da un supporto terapeutico qualificato, può aprire la strada a una vita più libera e soddisfacente, permettendo all'individuo di riconnettersi con il mondo intorno a sé in modi prima ritenuti impossibili.

Sintomi del Disturbo d'Ansia Sociale

Il Disturbo d'Ansia Sociale (DAS) si caratterizza per una serie di sintomi che possono variare significativamente in intensità da persona a persona, ma condividono un nucleo comune di paura intensa e persistente nelle situazioni sociali. Questi sintomi si manifestano sia a livello psicologico che fisico, influenzando profondamente il benessere e il comportamento dell'individuo.

Sintomi Psicologici

- **Paura sproporzionata**: Il sintomo cardine del DAS è una paura sproporzionata di essere esposti al giudizio altrui, di agire in modi che possano essere umilianti o imbarazzanti, o di apparire ansiosi agli occhi degli altri. Questa paura può essere così intensa da sembrare insormontabile, portando a evitare situazioni sociali anche quando si desidera partecipare.

- **Preoccupazione Anticipatoria**: Molto prima di un evento sociale, gli individui possono sperimentare ansia anticipatoria, ossia un'intensa preoccupazione per gli impegni futuri. Questo può durare giorni o settimane prima dell'evento stesso, influenzando negativamente lo stato d'animo e la concentrazione.
- **Evitamento**: Uno dei sintomi più debilitanti del DAS è l'evitamento delle situazioni sociali. Questo può variare dal rifiutare inviti a eventi sociali, fino ad evitare completamente situazioni in cui si potrebbe essere al centro dell'attenzione o sotto osservazione.

Sintomi Fisici

- **Sudorazione e Arrossamento**: Durante o in previsione di situazioni sociali, si possono verificare sudorazione eccessiva e arrossamento del viso, sintomi che a loro volta aumentano l'ansia per il timore di apparire nervosi.
- **Tremori**: Mani tremanti o voce tremolante sono comuni durante le interazioni sociali o quando si è il centro

dell'attenzione, alimentando ulteriormente la paura di essere giudicati.

- **Difficoltà Respiratorie**: L'ansia intensa può portare a respirazione affannosa o sensazione di soffocamento, rendendo ancora più difficile gestire la situazione.

- **Sensazioni di Vertigini o Leggerezza alla Testa**: Lo stress emotivo elevato può causare capogiri o sensazioni di instabilità, contribuendo alla paura di perdere il controllo o svenire in pubblico.

- **Nausea**: L'ansia sociale può manifestarsi anche con disturbi gastrointestinali, inclusa la nausea, che può limitare ulteriormente la volontà di partecipare a eventi sociali.

Altri Sintomi

- **Difficoltà di Concentrazione**: La preoccupazione costante e l'ansia possono rendere difficile concentrarsi su compiti specifici, influenzando il rendimento lavorativo o scolastico.

- **Isolamento Sociale**: A lungo termine, il DAS può portare a un progressivo isolamento sociale, poiché l'individuo potrebbe trovare meno stressante stare da solo piuttosto che affrontare l'ansia legata alle interazioni sociali.

Comprendere i sintomi del Disturbo d'Ansia Sociale è fondamentale per riconoscerlo e cercare aiuto. Sebbene questi sintomi possano sembrare soverchianti, esistono strategie terapeutiche efficaci che possono aiutare a gestirli, permettendo agli individui di vivere una vita più piena e soddisfacente.

Cause e Fattori di Rischio

Le cause del Disturbo d'Ansia Sociale sono multifattoriali, includendo:

- **Genetica**: Esiste una predisposizione familiare al disturbo.
- **Struttura Cerebrale**: Alcune ricerche suggeriscono che una maggiore sensibilità dell'amigdala, parte del cervello che regola la risposta alla paura, può giocare un ruolo.
- **Esperienze Passate**: Esperienze negative, come bullismo o umiliazioni pubbliche, possono aumentare il rischio di sviluppare DAS.
- **Ambiente Familiare**: Uno stile educativo iperprotettivo o critico può contribuire all'insorgenza del disturbo.

Trattamento e strategie di gestione

Il trattamento del Disturbo d'Ansia Sociale (DAS) richiede un approccio olistico che tenga conto delle specificità di ciascun individuo, mirando a ridurre i sintomi e migliorare la capacità di gestire le situazioni sociali. Un piano di trattamento efficace può includere terapie psicologiche, supporto farmacologico e strategie di autogestione.

Terapie Psicologiche

- **Terapia Cognitivo-Comportamentale (CBT)**: La CBT è uno dei trattamenti più efficaci per il DAS. Aiuta gli individui a identificare e sfidare i pensieri distorti riguardanti il giudizio altrui e le proprie capacità sociali. Attraverso tecniche specifiche, come l'esposizione graduale a situazioni temute, la CBT aiuta a costruire fiducia nelle interazioni sociali.
- **Terapie di Gruppo**: La partecipazione a gruppi terapeutici può offrire l'opportunità di praticare abilità sociali in un ambiente sicuro e supportivo, permettendo agli individui di sperimentare interazioni sociali positive e di apprendere dalle esperienze altrui.

Supporto Farmacologico

- **Antidepressivi**: Gli inibitori selettivi della ricaptazione della serotonina (SSRI) sono comunemente prescritti per il trattamento del DAS, aiutando a ridurre i sintomi di ansia. Gli SSRI possono richiedere diverse settimane per manifestare i loro effetti completi e vengono solitamente prescritti in combinazione con la terapia.
- **Benzodiazepine**: Anche se possono offrire un sollievo rapido dell'ansia, vengono utilizzate con cautela a causa del

potenziale rischio di dipendenza e sono generalmente considerate solo per uso a breve termine in situazioni particolarmente stressanti.

Strategie di Autogestione

- **Tecniche di Rilassamento**: Pratiche come la respirazione profonda, la mindfulness e il rilassamento muscolare progressivo possono aiutare a controllare i sintomi fisici dell'ansia.
- **Gestione dello Stress**: Lo sviluppo di tecniche efficaci per gestire lo stress quotidiano può ridurre l'impatto complessivo dell'ansia sulla vita dell'individuo.
- **Esercizio Fisico**: L'attività fisica regolare può migliorare l'umore generale e ridurre i livelli di ansia, oltre a offrire opportunità per interazioni sociali positive in contesti meno stressanti.
- **Esposizione Graduale**: Affrontare deliberatamente e gradualmente le situazioni temute può aiutare a costruire la fiducia e a ridurre l'ansia legata a specifiche situazioni sociali.

Supporto e Comprensione

- **Educazione**: Informarsi sul DAS può aiutare a comprendere meglio i propri sintomi e a sentirsi meno isolati.
- **Supporto Sociale**: Parlare delle proprie esperienze con amici fidati, familiari o gruppi di supporto può offrire conforto e nuove strategie per affrontare l'ansia.

Affrontare il Disturbo d'Ansia Sociale è un processo che richiede tempo e impegno, ma con il trattamento adeguato e il supporto, molti individui riescono a superare le loro paure sociali e a migliorare significativamente la loro qualità di vita. La collaborazione tra il paziente e i professionisti della salute è fondamentale per sviluppare un piano di trattamento personalizzato che risponda alle esigenze uniche di ciascun individuo.

"Elena era sempre stata una persona riservata, fin dall'infanzia. Preferiva i libri alle feste e le lunghe passeggiate in solitaria piuttosto che le uscite con amici. Con il passare degli anni, tuttavia, quello che sembrava un tratto della sua personalità iniziò a trasformarsi in qualcosa di più opprimente. Iniziò a evitare non solo le grandi riunioni sociali, ma anche le cene con pochi amici o le presentazioni all'università, temendo costantemente di essere messa in imbarazzo o giudicata.

Questo timore paralizzante raggiunse il suo apice quando Elena dovette tenere una breve presentazione per un corso universitario. Nei giorni precedenti, fu sopraffatta da una preoccupazione costante. Quando arrivò il momento, il suo cuore martellava così forte da temere potesse udire il suo battito nell'aula silenziosa. La sua voce tremava, le mani sudavano, e una nebbia sembrava avvolgere la sua mente, rendendo difficile ricordare anche le parole più semplici. Dopo quella esperienza, la paura di Elena di situazioni simili crebbe esponenzialmente, limitando ulteriormente la sua vita sociale e accademica.

Riconoscendo che questa paura stava diventando un ostacolo insormontabile, Elena decise di chiedere aiuto. Inizialmente, rivolgersi a uno psicologo fu difficile; ammettere ad alta voce i suoi timori la fece sentire vulnerabile. Tuttavia, con il tempo, scoprì un senso di sollievo nell'esprimere le sue ansie. Lo psicologo diagnosticò a Elena il Disturbo d'Ansia Sociale e insieme iniziarono un percorso di terapia cognitivo-comportamentale.

Attraverso la terapia, Elena imparò a identificare i pensieri distorti che alimentavano la sua ansia e a sfidarli con evidenze concrete. Venne esposta gradualmente a situazioni sociali, iniziando da quelle meno intimidatorie, come una breve conversazione con un compagno di corso, fino a partecipare a gruppi di studio più grandi. Imparò anche tecniche di rilassamento per gestire l'ansia fisica e adottò lo yoga e la meditazione come pratiche quotidiane per ridurre il suo livello generale di stress.

Con il passare dei mesi, i cambiamenti iniziarono a farsi sentire. Elena trovò la forza di partecipare a un seminario, parlando davanti a un piccolo gruppo senza essere sopraffatta dal panico. Sebbene la strada verso il superamento completo del suo disturbo fosse ancora lunga, questi piccoli successi le diedero la fiducia di cui aveva bisogno per continuare a sfidarsi.

Elena capì che il suo viaggio non era solo verso la superazione del Disturbo d'Ansia Sociale, ma anche un percorso di auto-scoperta e accettazione. La terapia le aveva insegnato che la sua sensibilità e la sua tendenza alla riflessione, che una volta vedeva come debolezze, erano in realtà punti di forza che potevano aiutarla a connettersi profondamente con gli altri, a condizione di gestire la sua ansia in modo sano."

2.4 Fobie specifiche

Le fobie specifiche rappresentano un tipo di disturbo d'ansia caratterizzato da una paura intensa e irrazionale verso oggetti o situazioni specifiche. Questa paura va ben oltre l'apprensione comune che si può provare in determinate circostanze, trasformandosi in un terrore soverchiante che può limitare significativamente le attività quotidiane di un individuo. Le persone affette da fobie specifiche sono consapevoli che la loro paura è sproporzionata rispetto al pericolo reale presentato dall'oggetto o dalla situazione temuta, ma si trovano incapaci di controllare la loro reazione ansiosa.

Le fobie specifiche possono concentrarsi su una vasta gamma di stimoli. Alcune delle più comuni includono la paura di determinati animali (come serpenti o ragni), la paura di ambienti naturali (altezze o tuoni), situazioni (volare, guidare, o ricevere iniezioni), e perfino oggetti specifici (come aghi o sangue). Quando una persona con una fobia specifica si trova di fronte all'oggetto della sua paura o anche solo anticipa l'incontro con esso, può sperimentare sintomi acuti di ansia, quali palpitazioni, sudorazione, tremori, o la sensazione di soffocamento.

Le origini delle fobie specifiche sono spesso complesse e possono derivare da una combinazione di fattori genetici, biologici e ambientali. Esperienze traumatiche passate legate all'oggetto o alla situazione temuta possono giocare un ruolo significativo nello sviluppo di una fobia, così come l'apprendimento osservazionale, in cui l'individuo sviluppa una paura imitando le reazioni ansiose di altri.

Nonostante la natura debilitante di queste fobie, esistono trattamenti efficaci che possono aiutare le persone a superare le loro paure. La terapia cognitivo-comportamentale, in particolare, si è dimostrata particolarmente efficace nel trattare le fobie specifiche, aiutando gli individui a modificare i pensieri irrazionali che alimentano la loro paura e ad affrontare gradualmente l'oggetto o la situazione temuta in un contesto sicuro e controllato. Con il supporto e il trattamento adeguati, le persone con fobie specifiche possono imparare a gestire la loro ansia e a vivere una vita più libera e soddisfacente.

Sintomi

I sintomi delle fobie specifiche variano ampiamente a seconda dell'individuo e dell'oggetto o situazione temuta, ma condividono caratteristiche comuni che si manifestano su diversi livelli: fisico, cognitivo ed emotivo. Quando un individuo si trova di fronte all'oggetto della sua paura o anche solo anticipa l'incontro con esso, può sperimentare una reazione acuta di ansia o terrore.

Sintomi Fisici

Palpitazioni e tachicardia: Un aumento del battito cardiaco è uno dei sintomi più comuni, spesso accompagnato dalla sensazione che il cuore stia battendo così forte da poter essere percepito.

- **Sudorazione**: Un'eccessiva sudorazione può verificarsi anche in assenza di sforzo fisico, come reazione all'ansia.

- **Tremori**: Il corpo o parti di esso possono iniziare a tremare involontariamente.

- **Sensazioni di soffocamento**: La paura intensa può causare difficoltà respiratorie o la sensazione di non riuscire a prendere fiato.

- **Nausea o disturbi gastrici**: L'ansia può influenzare lo stomaco, provocando nausea o dolore.

- **Vertigini o sensazioni di svenimento**: L'intensità dell'ansia può portare a sentirsi deboli o a rischio di svenimento.

Sintomi Cognitivi

- **Pensieri catastrofici**: La mente può essere sopraffatta da pensieri che prevedono il peggio, anche se non vi è alcun pericolo reale.

- **Preoccupazione ossessiva**: Pensare costantemente all'oggetto o situazione temuta, fino a quando non domina altri pensieri.

Sintomi Emotivi

- **Paura intensa o terrore**: Una reazione emotiva sproporzionata al pericolo reale che l'oggetto o la situazione temuta può rappresentare.
- **Senso di impotenza**: Sentirsi incapaci di controllare la propria paura o di affrontare l'oggetto della fobia.
- **Desiderio di fuga**: Un forte bisogno di allontanarsi immediatamente dall'oggetto o dalla situazione che provoca la paura.

Comportamentali

- **Evitamento**: Uno dei sintomi più limitanti delle fobie specifiche è l'evitamento attivo dell'oggetto o della situazione temuta, che può portare a restrizioni significative nella vita quotidiana.

Questi sintomi possono essere estremamente debilitanti e influenzare negativamente la qualità della vita, limitando le attività quotidiane, le opportunità lavorative e sociali e, in alcuni casi, provocando un isolamento significativo. Fortunatamente, con trattamenti mirati e un adeguato supporto psicologico, è possibile superare le fobie specifiche e ridurre o eliminare la loro influenza sulla vita dell'individuo.

CAPITOLO 3: Disturbi dell'umore

I disturbi dell'umore costituiscono un gruppo di condizioni psichiatriche dove l'elemento centrale è una significativa alterazione dell'umore dell'individuo. Queste variazioni emotive si manifestano come periodi estesi di tristezza opprimente o euforia ingiustificata, influenzando notevolmente il pensiero, il comportamento, la salute fisica e le capacità quotidiane. La depressione maggiore, con i suoi episodi di intensa malinconia e perdita di interesse, e il disturbo bipolare, caratterizzato da altalene tra euforia (maniaca o ipomaniacale) e depressione, sono tra i disturbi dell'umore più prevalenti. Questi stati possono alterare drasticamente la vita di chi ne soffre, incidendo sulle attività lavorative, accademiche e sociali.

Le cause dei disturbi dell'umore sono intricate, spesso derivanti da una commistione di elementi genetici, biologici, ambientali e psicologici. Fattori come una predisposizione ereditaria, squilibri nei neurotrasmettitori cerebrali, stress, traumi e condizioni mediche concomitanti possono tutti giocare un ruolo nello sviluppo di questi disturbi.

Il trattamento di tali condizioni richiede una strategia olistica che può variare da farmaci—antidepressivi e stabilizzatori dell'umore—a interventi psicoterapeutici, come la terapia cognitivo-comportamentale e la terapia interpersonale, mirati a fornire ai pazienti gli strumenti per gestire i sintomi, affrontare le cause sottostanti dell'alterazione dell'umore e migliorare la qualità della vita. Un approccio integrato, personalizzato in base alle esigenze specifiche dell'individuo, è fondamentale per affrontare efficacemente i disturbi dell'umore, permettendo alle persone affette di ritrovare un equilibrio e di vivere una vita più soddisfacente e funzionale.

3.1 Depressione maggiore

La depressione maggiore, noto anche come disturbo depressivo maggiore, si distingue per essere una delle condizioni psichiatriche più debilitanti, con profonde ripercussioni sulle capacità emotive, cognitive e fisiche di un individuo. Questo disturbo trascende la normale tristezza o le fluttuazioni emotive esperite nella vita di tutti i giorni, manifestandosi invece come un velo di disperazione che filtra ogni aspetto dell'esistenza dell'individuo, persistendo per periodi prolungati.

Sintomi

I sintomi della depressione maggiore non si limitano alla sola sensazione di tristezza profonda, ma si estendono a un'ampia gamma di esperienze emotive e fisiche:

- **Umore Depresso**: La sensazione pervasiva di vuoto, tristezza o disperazione che domina la maggior parte delle giornate, influenzando la capacità di provare gioia.

- **Perdita di Interesse**: Una marcata diminuzione di interesse o piacere nelle attività un tempo apprezzate, che colpisce hobby, socializzazione e sesso.

- **Variazioni di Peso e Appetito**: Cambiamenti significativi nel peso corporeo, indipendentemente dall'intento di dieta, o variazioni nell'appetito che non sono legate a regimi alimentari.

- **Disturbi del Sonno**: Difficoltà a dormire o dormire troppo, che possono esacerbare la sensazione di stanchezza e mancanza di energia.

- **Alterazioni Psicomotorie**: Agitazione visibile o rallentamento dei movimenti e del discorso, sintomi che altri possono notare.

- **Fatica**: Un senso di esaurimento che impregna tutte le attività, rendendo anche i compiti più semplici estremamente ardui.

- **Sentimenti di Inutilità e Colpa**: Autoaccusa e rimprovero eccessivo per fallimenti percepiti, spesso sproporzionati rispetto alla realtà.

- **Difficoltà di Concentrazione**: Problemi nel prendere decisioni quotidiane o nella concentrazione su compiti, lettura o conversazioni.

- **Pensieri di Morte o Suicidio**: Riflessioni persistenti sulla morte, ideazioni suicidarie senza un piano specifico, o tentativi di suicidio.

Cause e Fattori di Rischio

Le origini della depressione maggiore sono profondamente radicate in una complessa rete di fattori genetici, neurobiologici e ambientali:

- **Fattori Genetici**: La presenza di depressione in familiari di primo grado può aumentare significativamente il rischio di sviluppare la malattia.

- **Squilibri Neurochimici**: La depressione è spesso associata a disfunzioni nel sistema dei neurotrasmettitori, in particolare serotonina, noradrenalina e dopamina, che regolano l'umore e il comportamento.

- **Esperienze di Vita Negative**: Traumi infantili, abusi, perdite significative o stress cronico sono potenti catalizzatori per lo sviluppo della depressione.

- **Condizioni Mediche Concomitanti**: Malattie croniche, disturbi ormonali e l'uso di alcuni farmaci possono aumentare la vulnerabilità alla depressione.

Trattamento e Gestione

Il trattamento della depressione maggiore richiede un approccio personalizzato e integrato, che spesso combina:

- **Farmacoterapia Avanzata**: La selezione e l'ottimizzazione degli antidepressivi richiedono un attento monitoraggio per adattare il trattamento alle esigenze dell'individuo, riducendo al minimo gli effetti collaterali.

- **Psicoterapia Approfondita**: Oltre alla CBT, terapie come la psicoterapia psicodinamica e la terapia della Gestalt possono offrire approfondimenti preziosi sulle origini emotive della depressione, promuovendo la guarigione.

- **Interventi sullo Stile di Vita**: Cambiamenti mirati nello stile di vita, inclusi esercizio fisico regolare, dieta equilibrata e tecniche di riduzione dello stress come la meditazione e lo yoga, possono avere effetti significativi sul benessere generale.

Attraverso una comprensione approfondita dei sintomi, delle cause e dei metodi di trattamento della depressione maggiore, è possibile intraprendere un percorso di recupero che restituisca all'individuo il controllo della propria vita, aprendo la strada a un futuro più luminoso e speranzoso.

"Simone aveva sempre avuto un'indole riflessiva e tranquilla, ma negli ultimi tempi la sua solita malinconia si era trasformata in qualcosa di molto più cupo e opprimente. Aveva iniziato a perdere interesse per le

attività che un tempo lo appassionavano, come suonare la chitarra e uscire con gli amici. La musica, che era stata la sua compagna costante e fonte di gioia, ora gli sembrava un rumore di sottofondo senza significato. Gli incontri sociali, invece di essere momenti di condivisione, erano diventati fonti di ansia e sforzo, tanto che preferiva inventare scuse per evitarli.

La tristezza di Simone divenne così opprimente che passava giorni interi a letto, fissando il soffitto, incapace di trovare la forza di alzarsi. La sua alimentazione divenne irregolare; alcuni giorni mangiava a malapena, altri invece si rifugiava nel cibo come unico conforto. La notte, l'insonnia lo tormentava, lasciandolo esausto ma paradossalmente incapace di dormire, intrappolato in un ciclo di pensieri negativi che lo facevano sentire inutile e senza speranza.

La svolta arrivò quando, durante una visita di routine, il suo medico notò il marcato cambiamento nel suo comportamento e umore. Preoccupato, suggerì a Simone di consultare uno specialista. Dopo alcuni tentennamenti, Simone accettò, spinto dalla consapevolezza che non poteva continuare a vivere in quel modo.

La diagnosi di depressione maggiore non fu una sorpresa, ma piuttosto una conferma di ciò che Simone sentiva da tempo. Iniziò un trattamento che combinava farmacoterapia e terapia cognitivo-comportamentale. I primi passi verso la guarigione furono difficili; accettare l'aiuto e aprire il suo mondo interiore a uno sconosciuto fu un processo impegnativo per lui, che aveva sempre tenuto i propri sentimenti ben nascosti.

Tuttavia, col passare delle settimane, Simone iniziò a notare dei cambiamenti. Gli antidepressivi aiutarono a stabilizzare il suo umore, mentre la terapia gli offriva strumenti per affrontare i pensieri negativi che una volta lo soffocavano. Imparò tecniche di mindfulness che lo aiutarono a gestire l'ansia e ritrovò il piacere nella musica, iniziando a suonare la chitarra con rinnovato entusiasmo.

La strada verso la completa guarigione era ancora lunga, ma Simone sentiva di aver finalmente intrapreso il percorso giusto. La depressione, che una volta lo aveva avvolto come un velo oscuro, aveva iniziato a sollevarsi, permettendogli di vedere speranza e possibilità nel suo futuro. La sua esperienza lo aveva insegnato che chiedere aiuto non era un segno di debolezza, ma il primo passo coraggioso verso la guarigione."

3.2 Disturbo bipolare

Il disturbo bipolare, precedentemente noto come disturbo maniaco-depressivo, è una condizione psichiatrica complessa caratterizzata da significative fluttuazioni dell'umore, che variano da episodi maniacali o ipomaniacali—caratterizzati da un aumento dell'energia, dell'euforia o dell'irritabilità—a episodi depressivi, nei quali l'individuo sperimenta profonda tristezza, disperazione e mancanza di interesse per la vita quotidiana. Questi cambiamenti dell'umore vanno ben oltre le normali altalenanze emotive sperimentate dalla maggior parte delle persone, influenzando in modo sostanziale il comportamento, il giudizio, e la capacità di funzionare nell'ambito lavorativo, sociale e familiare.

Il disturbo bipolare è diviso in diversi sottotipi, tra cui il Disturbo Bipolare I, caratterizzato da almeno un episodio maniacale che può durare per settimane o mesi e che può richiedere un ricovero ospedaliero; il Disturbo Bipolare II, definito dalla presenza di episodi depressivi maggiori alternati a episodi ipomaniacali meno intensi della piena mania; e il Disturbo Ciclotimico, una forma più lieve di bipolarità con fluttuazioni dell'umore che perdurano per almeno due anni negli adulti.

La causa esatta del disturbo bipolare è sconosciuta, ma si pensa che una combinazione di genetica, struttura cerebrale e chimica, nonché fattori ambientali e di stress, contribuiscano al suo sviluppo. La ricerca ha evidenziato un forte componente ereditario, con individui che hanno parenti di primo grado affetti da disturbo bipolare maggiormente a rischio.

Il trattamento del disturbo bipolare è a vita e si concentra sulla gestione dei sintomi e sulla prevenzione delle ricadute degli episodi maniacali e depressivi. Gli approcci terapeutici includono una combinazione di farmaci, come stabilizzatori dell'umore, antipsicotici e, in alcuni casi, antidepressivi, accompagnati da terapie psicologiche, tra cui la terapia cognitivo-comportamentale e la terapia interpersonale e sociale ritmica. La gestione efficace del disturbo richiede spesso un approccio olistico che può includere anche modifiche allo stile di vita, strategie di coping e il supporto di una rete di sostegno affidabile.

Affrontare il disturbo bipolare può essere una sfida, ma con un trattamento appropriato e un supporto continuo, molte persone con questa condizione sono in grado di gestire i loro sintomi e condurre una vita piena e produttiva. La chiave sta nel riconoscere i segni e i sintomi precoci e nel cercare aiuto professionale, poiché un intervento tempestivo può fare una grande differenza nel decorso della malattia.

Il disturbo bipolare è una condizione psichiatrica complessa e sfaccettata, che incide profondamente sull'esperienza emotiva, cognitiva e sociale dell'individuo. Caratterizzato da cicli di alti e bassi emotivi estremi, questo disturbo può portare a significativi sconvolgimenti nella vita quotidiana, nelle relazioni interpersonali e nella capacità di mantenere un equilibrio nelle attività lavorative o accademiche. Per comprendere appieno questa condizione, è cruciale esaminare in dettaglio la natura dei suoi sintomi, le possibili cause sottostanti e le strategie di trattamento più efficaci.

Sintomi

Negli **episodi maniacali**, l'individuo può sentire di avere energia illimitata, di non aver bisogno di dormire e può essere coinvolto in molteplici progetti contemporaneamente, spesso senza completarne nessuno. Questa fase è caratterizzata da una grande euforia, ma anche da una possibile irritabilità, soprattutto se le idee o i comportamenti dell'individuo vengono messi in discussione. Non è raro che durante gli episodi maniacali si verifichino comportamenti impulsivi, come spese eccessive, attività sessuali rischiose o abuso di sostanze.

Durante gli **episodi depressivi**, invece, l'individuo può sperimentare un senso di vuoto e disperazione così profondo da non riuscire a trovare motivazioni per alzarsi dal letto o svolgere le più semplici attività quotidiane. Questi periodi possono essere accompagnati da pensieri persistenti di inadeguatezza, inutilità o colpa, e in casi gravi, da ideazione suicidaria, rendendo imperativo un intervento tempestivo.

Cause e Fattori di Rischio Dettagliati

La ricerca ha evidenziato che il **background genetico** svolge un ruolo significativo nel rischio di sviluppare il disturbo bipolare, suggerendo che la trasmissione familiare della malattia è comune. Studi su gemelli hanno mostrato tassi di concordanza significativamente più elevati tra gemelli monozigoti rispetto ai dizigoti, sottolineando l'importanza dei fattori genetici.

Fattori ambientali e psicosociali, come lo stress, i traumi infantili e l'abuso di sostanze, possono interagire con la predisposizione genetica, precipitando l'insorgenza del disturbo o esacerbando i suoi cicli. Inoltre, squilibri nei **neurotrasmettitori** e anomalie nelle strutture cerebrali coinvolte nella regolazione dell'umore sono stati osservati in individui con disturbo bipolare, indicando che variazioni nella biochimica cerebrale possono contribuire alla patologia.

Trattamento e Gestione

Il trattamento del disturbo bipolare richiede un approccio integrato e personalizzato. La **farmacoterapia** rimane la pietra angolare del trattamento, con stabilizzatori dell'umore che aiutano a prevenire le fluttuazioni estreme dell'umore e gli antipsicotici atipici che possono essere utilizzati per controllare gli episodi maniacali. La terapia con antidepressivi richiede cautela per evitare il rischio di scatenare un episodio maniacale.

Le **terapie psicologiche**, in particolare la CBT e la terapia interpersonale e sociale ritmica (IPSRT), mirano a fornire agli individui strategie per regolare l'umore, migliorare le relazioni interpersonali e stabilizzare i ritmi di vita. Queste terapie possono essere particolarmente preziose nella fase di mantenimento per prevenire le ricadute.

Infine, l'importanza di un **supporto continuo**, sia professionale che da parte di una rete di sostegno familiare e sociale, non può essere sottostimata. La gestione del disturbo bipolare è un processo a lungo termine che beneficia enormemente dell'educazione del paziente e dei suoi cari sulla natura della condizione e sulle migliori strategie per affrontarla quotidianamente.

Navigare attraverso le sfide del disturbo bipolare richiede pazienza, comprensione e un approccio collaborativo al trattamento. Con il supporto adeguato, molte persone con disturbo bipolare possono raggiungere una stabilità dell'umore a lungo termine e godere di una vita soddisfacente e produttiva.

"Giulia aveva sempre vissuto la sua vita come se stesse cavalcando un'altalena emotiva: periodi in cui si sentiva invincibile, capace di conquistare il mondo con la sua energia travolgente, si alternavano a fasi di buio totale, dove il desiderio di uscire dal letto al mattino le sembrava un'impresa titanica. All'inizio, pensava che fosse normale, un semplice tratto della sua personalità esuberante. Tuttavia, con il passare degli anni, queste fluttuazioni divennero sempre più intense e iniziò a percepire che qualcosa non andava.

Durante i suoi picchi di euforia, Giulia si lanciava in progetti ambiziosi, spendeva somme di denaro esorbitanti e trascurava il riposo, sentendosi euforica per giorni. Ma inevitabilmente, questi periodi di iperattività si concludevano con un brusco ritorno alla realtà, lasciandola esausta, depressa e piena di rimorsi per le decisioni prese impulsivamente.

Il punto di svolta arrivò dopo un episodio particolarmente grave di depressione, durante il quale i pensieri di inutilità e disperazione diventarono così oppressivi che Giulia iniziò a temere per la propria sicurezza. Fu allora che, spinta dalla preoccupazione dei suoi cari, decise di cercare aiuto professionale.

La diagnosi di disturbo bipolare le fu rivelata come una doppia spada: da un lato, c'era il sollievo di avere un nome per il caos che aveva regnato nella sua vita per così tanto tempo; dall'altro, la paura di cosa significasse vivere con questa condizione. Iniziò un trattamento che combinava farmaci stabilizzatori dell'umore con sedute regolari di terapia cognitivo-comportamentale, imparando strategie per gestire i suoi cambiamenti d'umore e riconoscere i segnali premonitori di un episodio maniacale o depressivo.

Il viaggio di Giulia verso la stabilizzazione non fu privo di ostacoli. Ci furono momenti di frustrazione, in cui i farmaci sembravano non funzionare, o la terapia le sembrava inutile. Tuttavia, con il tempo, e grazie al sostegno incondizionato della sua famiglia e degli amici, iniziò a notare miglioramenti. Imparò a bilanciare la sua vita, a prendersi cura di sé e a stabilire un ritmo quotidiano che minimizzasse le fluttuazioni del suo umore.

Oggi, Giulia guarda al suo percorso con il disturbo bipolare con una nuova prospettiva. Non nega le difficoltà che ha affrontato e continua *ad affrontare, ma ha imparato che con il trattamento giusto e un solido sistema di supporto, è possibile vivere una vita ricca e soddisfacente. Ha trasformato la sua esperienza in un'opportunità per sensibilizzare gli altri sul disturbo bipolare, impegnandosi attivamente nella comunità per abbattere lo stigma che circonda le malattie mentali. Giulia è diventata un faro di speranza per coloro che stanno ancora cercando la loro strada attraverso l'oscurità del disturbo bipolare, dimostrando che, anche nei momenti più bui, c'è sempre spazio per la luce."*

CAPITOLO 4: Disturbi psicotici

I disturbi psicotici costituiscono un insieme di condizioni psichiatriche profondamente impattanti, caratterizzate da significative distorsioni nella percezione e nel pensiero, che conducono a una marcata perdita di contatto con la realtà. Queste condizioni, tra cui la schizofrenia, il disturbo schizoaffettivo e i disturbi deliranti, manifestano sintomi psicotici predominanti come allucinazioni, deliri, disorganizzazione del pensiero e comportamenti anomali, influenzando in modo sostanziale la vita di chi ne soffre. La schizofrenia, noto disturbo psicotico, è particolarmente caratterizzata da un ampio spettro di sintomi, categorizzati come positivi, negativi e cognitivi, che spaziano dalle allucinazioni uditive e deliri a difficoltà nella concentrazione, memoria e funzione esecutiva. Al contrario, il disturbo schizoaffettivo presenta una commistione di sintomi psicotici e disturbi dell'umore, mentre i disturbi deliranti si concentrano sulla presenza di deliri persistenti senza altri sintomi psicotici significativi.

Le cause dietro questi disturbi psicotici rimangono complesse e multifattoriali, intrecciando fattori genetici, biologici e ambientali. La ricerca ha evidenziato un forte componente genetico, con un rischio aumentato tra i parenti di primo grado degli individui affetti, così come anomalie nella chimica e nella struttura cerebrale. Fattori ambientali, quali lo stress, l'uso di sostanze psicoattive e le infezioni prenatali, possono altresì giocare un ruolo significativo nello sviluppo di questi disturbi.

Il trattamento e la gestione dei disturbi psicotici richiedono un approccio olistico e multidisciplinare, abbracciando la farmacoterapia, con l'uso di antipsicotici per mitigare i sintomi positivi, e la psicoterapia, in particolare la terapia cognitivo-comportamentale, per aiutare a gestire i sintomi e migliorare il funzionamento sociale. Programmi di riabilitazione psicosociale e il supporto continuo da parte di comunità e familiari sono fondamentali per sostenere l'integrazione sociale e la qualità della vita degli individui affetti. Con un trattamento adeguato e un impegno a lungo termine, molti possono imparare a controllare efficacemente i sintomi dei disturbi psicotici, progredendo verso una vita più soddisfacente e realizzata.

I sintomi dei disturbi psicotici variano ampiamente tra gli individui e possono influenzare ogni aspetto della vita quotidiana, dalla capacità di lavorare o studiare fino alle interazioni sociali. Essi possono essere classificati in diverse categorie, ciascuna riflettendo diverse modalità con cui questi disturbi alterano la percezione della realtà, il pensiero, le emozioni e il comportamento.

Sintomi Positivi

I sintomi positivi sono quegli aspetti del disturbo che indicano un eccesso o una distorsione delle funzioni normali. Questi includono:

- **Allucinazioni**: Percezioni sensoriali che avvengono in assenza di uno stimolo esterno. Le allucinazioni possono interessare tutti i sensi, ma quelle uditive, come sentire voci che non esistono, sono le più comuni nei disturbi psicotici.

- **Deliri**: Credenze false e fisse che rimangono immutate anche di fronte a prove contrarie. I deliri possono riguardare varie tematiche, incluse convinzioni di persecuzione, gelosia, grandiosità o riferimento (credenza che eventi casuali siano direttamente correlati a sé).

Sintomi Negativi

I sintomi negativi sono caratterizzati da una diminuzione o assenza di capacità o emozioni normalmente presenti. Questi sintomi includono:

- **Apatia**: Mancanza di interesse o motivazione nelle attività quotidiane.

- **Anedonia**: Incapacità di provare piacere.

- **Ritiro sociale**: Tendenza a isolarsi e ridurre le interazioni sociali.

- **Alogia**: Povertà del discorso, che si manifesta con brevi risposte o difficoltà a portare avanti una conversazione.

Sintomi Disorganizzativi

Questi sintomi riguardano il pensiero e il comportamento disorganizzato:

- **Pensiero Disorganizzato**: Difficoltà nel mantenere un filo logico di pensiero, che può rendere il discorso confuso e difficile da seguire.

- **Comportamento Disorganizzato**: Comportamenti strani o inappropriati che non hanno uno scopo chiaro, come vestirsi in modo bizzarro o agire in modo insolito.

Sintomi Cognitivi

Molti individui affetti da disturbi psicotici sperimentano anche difficoltà cognitive, che possono includere:

- **Problemi di Memoria**: Difficoltà nel ricordare informazioni recenti o nell'apprendere nuove informazioni.

- **Difficoltà di Concentrazione**: Incapacità di concentrarsi su compiti o di mantenere l'attenzione.

- **Difficoltà nel Processo Decisionale**: Problemi nel prendere decisioni o nel valutare le situazioni in modo logico.

Questi sintomi possono avere un impatto devastante sulla vita di una persona, limitando la capacità di funzionare in modo indipendente, mantenere relazioni o perseguire obiettivi personali. Tuttavia, con un trattamento tempestivo e appropriato, molte persone con disturbi psicotici possono trovare sollievo dai sintomi e migliorare significativamente la loro qualità di vita.

Fattori di rischio

La comprensione delle cause e dei fattori di rischio associati ai disturbi psicotici è fondamentale per sviluppare strategie preventive e terapeutiche mirate. Sebbene la causa esatta di questi disturbi rimanga in gran parte sconosciuta, la ricerca ha identificato una serie di fattori biologici, genetici, ambientali e psicosociali che possono contribuire al loro sviluppo. La natura complessa dei disturbi psicotici suggerisce che nessun singolo fattore è responsabile, ma piuttosto una combinazione di diversi fattori che interagiscono tra loro.

Fattori Genetici

La genetica gioca un ruolo significativo nel rischio di sviluppare disturbi psicotici. Studi su famiglie, gemelli e adottati hanno dimostrato che il rischio di sviluppare condizioni come la schizofrenia è più elevato tra i parenti biologici di individui affetti. Questi studi suggeriscono una base ereditaria, sebbene il modello di ereditarietà sia complesso e non completamente compreso.

Squilibri Neurochimici e Strutturali

Alterazioni nella chimica del cervello, in particolare nei sistemi dei neurotrasmettitori come la dopamina e la glutammato, sono state associate ai sintomi psicotici. Inoltre, le anomalie nella struttura e nella funzione del cervello, evidenziate da tecniche di imaging come la risonanza magnetica (MRI), possono contribuire allo sviluppo di disturbi psicotici. Queste includono cambiamenti nelle aree del cervello responsabili della regolazione dell'umore, del pensiero e della percezione.

Fattori Ambientali e Psicosociali

Eventi di vita stressanti, come la perdita di una persona cara, l'abuso fisico o emotivo, e l'esposizione a traumi, possono innescare l'esordio o l'esacerbazione dei disturbi psicotici in individui vulnerabili. L'uso di sostanze psicoattive, in particolare la cannabis in adolescenza, è stato anche collegato a un rischio aumentato di disturbi psicotici, soprattutto tra coloro con una predisposizione genetica.

Fattori di Rischio Prenatali e Perinatali

Complicazioni durante la gravidanza e il parto, come l'esposizione a infezioni, malnutrizione o ipossia (basso livello di ossigeno), possono aumentare il rischio di sviluppare disturbi psicotici più tardi nella vita.

Questi fattori possono influenzare lo sviluppo del cervello fetale, predisponendo l'individuo a disturbi psicotici.

La presenza di uno o più di questi fattori di rischio non significa che un individuo svilupperà necessariamente un disturbo psicotico; tuttavia, possono aumentare la probabilità. La comprensione di questi fattori è cruciale per l'identificazione precoce e l'intervento nei casi ad alto rischio, nonché per lo sviluppo di terapie più mirate ed efficaci.

Il trattamento dei disturbi psicotici richiede un approccio integrato e personalizzato, mirato a ridurre i sintomi, migliorare la qualità della vita e prevenire le ricadute. Un piano di trattamento efficace solitamente combina farmacoterapia, terapie psicosociali e il supporto continuo da una rete di assistenza sanitaria e sociale.

Farmacoterapia

- **Antipsicotici**: Questi farmaci sono la pietra angolare del trattamento dei disturbi psicotici, soprattutto per controllare i sintomi positivi come deliri e allucinazioni. Gli antipsicotici possono essere divisi in due categorie: i tradizionali (o tipici) e i più recenti (o atipici), che tendono ad avere un profilo di effetti collaterali più favorevole e possono essere efficaci anche sui sintomi negativi.

- **Altri Medicinali**: In alcuni casi, possono essere prescritti anche altri tipi di farmaci, come antidepressivi, stabilizzatori dell'umore o ansiolitici, per trattare i sintomi concomitanti come la depressione, l'ansia o le fluttuazioni dell'umore.

Terapie Psicosociali

- **Terapia Cognitivo-Comportamentale (CBT)**: Questa terapia aiuta a identificare e modificare i pensieri distorti che possono contribuire ai sintomi psicotici, oltre a insegnare strategie di coping per gestire l'ansia e il comportamento.

- **Interventi di Riabilitazione Psicosociale**: Programmi focalizzati sul miglioramento delle abilità sociali e lavorative, sulla gestione della vita quotidiana e sull'integrazione nella comunità possono essere particolarmente utili per chi soffre di disturbi psicotici.

- **Terapia Familiare**: Coinvolgere le famiglie nel trattamento può migliorare la comprensione della malattia, ridurre lo stress familiare e aumentare il supporto per l'individuo affetto.

Supporto Continuo e Gestione della Malattia

- **Gestione del Caso**: Un case manager può coordinare i vari aspetti del piano di trattamento, aiutando l'individuo a navigare nel sistema sanitario e a ottenere l'accesso ai servizi necessari.

- **Educazione alla Malattia**: Aiutare i pazienti e le loro famiglie a comprendere la natura dei disturbi psicotici e le strategie di gestione può potenziare l'aderenza al trattamento e migliorare i risultati a lungo termine.

- **Programmi di Trattamento Assertivo nella Comunità (ACT)**: Questi programmi offrono un approccio olistico, fornendo un team multidisciplinare che lavora con l'individuo nel suo ambiente di vita per fornire un supporto completo.

La chiave per un trattamento efficace dei disturbi psicotici è un approccio personalizzato, che tenga conto delle esigenze e delle preferenze individuali, oltre che della gravità e della natura specifica dei sintomi. Con il trattamento adeguato, molte persone con disturbi psicotici possono raggiungere una significativa riduzione dei sintomi e un miglioramento del funzionamento generale, permettendo loro di perseguire una vita soddisfacente e produttiva.

4.2 Schizzofrenia

La schizofrenia è un disturbo psicotico complesso e cronico che influisce profondamente sulla percezione della realtà di una persona, alterando il suo modo di pensare, percepire le emozioni e comportarsi. È caratterizzata da un'ampia gamma di sintomi, che possono essere classificati in positivi, negativi e cognitivi, e che variano notevolmente tra gli individui sia per tipo che per intensità.

I **sintomi positivi** della schizofrenia includono allucinazioni, prevalentemente uditive, come sentire voci che commentano le azioni o conversano tra loro, che non sono percepite da altri. I deliri, un altro sintomo positivo, sono credenze false e irremovibili che non hanno basi nella realtà, come pensare di essere perseguitati da organizzazioni potenti o di avere capacità straordinarie. Anche il pensiero e il comportamento disorganizzati rientrano in questa categoria, manifestandosi come difficoltà nel mantenere un filo logico nel discorso o comportamenti bizzarri che non hanno uno scopo chiaro.

I **sintomi negativi** sono rappresentati da una diminuzione o assenza di capacità o comportamenti normalmente presenti in una persona sana. Questi includono alogia (povertà del discorso), anedonia (incapacità di provare piacere), apatia, e ritiro sociale. Questi sintomi sono spesso quelli che più compromettono la qualità della vita del paziente, in quanto limitano significativamente la sua capacità di iniziare e mantenere attività e relazioni.

I **sintomi cognitivi** si manifestano con problemi di memoria, attenzione e funzioni esecutive, come la capacità di pianificare e organizzare. Questi sintomi possono rendere difficile per gli individui affetti da schizofrenia seguire trattamenti, lavorare o studiare e vivere in modo indipendente.

Il trattamento della schizofrenia spesso richiede un approccio integrato che combina farmaci antipsicotici, che sono essenziali per controllare i sintomi positivi e, in alcuni casi, i sintomi negativi, con terapie psicosociali. La **terapia cognitivo-comportamentale (CBT)** è utilizzata per aiutare i pazienti a riconoscere e modificare i pensieri distorti associati a deliri e allucinazioni. Programmi di **riabilitazione psicosociale** come il training delle abilità sociali, supporto occupazionale e terapie di gruppo sono fondamentali per aiutare i pazienti a migliorare le loro competenze sociali e lavorative.

L'educazione continua sulla malattia per pazienti e familiari è cruciale, così come il supporto a lungo termine e il monitoraggio dei farmaci per gestire gli effetti collaterali e assicurare l'aderenza al trattamento. Anche se la schizofrenia è una malattia cronica, con un trattamento adeguato e un supporto costante, molti pazienti possono gestire efficacemente i sintomi e migliorare significativamente la loro qualità di vita.

La schizofrenia è un disturbo psicotico complesso che sfida le nostre comprensioni tradizionali della malattia mentale, tanto che il tentativo di esaurire il tema in una singola discussione o capitolo di un libro si rivela spesso inadeguato. La varietà e la profondità dei sintomi, le complessità del trattamento e le implicazioni di lungo termine sulla vita dei pazienti e delle loro famiglie richiedono un'analisi dettagliata che va ben oltre gli approfondimenti standard.

Con sintomi che spaziano da allucinazioni e deliri a profonde alterazioni cognitive e sociali, la schizofrenia impatta ogni aspetto dell'esistenza umana, complicando significativamente le attività quotidiane e le relazioni interpersonali. Inoltre, la diversità dei sintomi e la loro variazione tra i pazienti rendono ogni caso di schizofrenia unico, il che sfida qualsiasi tentativo di standardizzazione del trattamento. Per queste ragioni, la gestione del disturbo richiede un approccio altamente personalizzato e flessibile, basato su una combinazione di strategie farmacologiche, terapeutiche e di supporto.

In aggiunta, la ricerca continua a evolversi, con nuovi studi che spesso rivelano ulteriori sfaccettature del disturbo o nuove vie per il trattamento e la gestione dei sintomi. Tutto questo contribuisce a rendere la schizofrenia un argomento così ricco e complesso che meriterebbe un libro a parte. Un tale lavoro non solo potrebbe esplorare in modo approfondito le molteplici dimensioni della malattia, ma potrebbe anche offrire uno spazio per discutere le testimonianze personali, le sfide quotidiane e le strategie di coping di chi vive con il disturbo, nonché le più recenti scoperte scientifiche.

In sintesi, data la complessità e l'ampia variazione individuale nella schizofrenia, ogni tentativo di sintetizzare il disturbo in modo esaustivo in un solo trattato o sezione di un testo più ampio potrebbe non rendere giustizia alla realtà vissuta dai pazienti e dai loro familiari. Affrontare il disturbo in un libro dedicato potrebbe quindi essere il modo più efficace per fornire una visione completa e accurata, offrendo una risorsa preziosa sia per chi è direttamente interessato sia per il pubblico più ampio.

Una mattina di novembre, Marta si svegliò con un senso di inquietudine che le serrava lo stomaco. Mentre il sole illuminava appena la stanza, sentì una presenza invisibile scrutarla dall'ombra, un'ombra che sembrava muoversi seguendo ogni suo movimento. Era solo la prima di una lunga serie di giornate segnate da un'atmosfera surreale e spettrale.

Camminando per le strade affollate della città, Marta si sentiva costantemente osservata. Ogni sguardo sembrava penetrare nel profondo della sua anima, scrutando le sue paure e i suoi segreti più oscuri. Le voci nella sua testa diventavano sempre più insistenti, un coro di sussurri che le ripetevano ossessivamente che non era al sicuro, che qualcuno la stava seguendo, che qualcosa di terribile stava per accadere.

Nel tentativo di sfuggire alla paranoia che la avvolgeva come una nebbia fitta, Marta si chiuse sempre di più in se stessa, isolandosi dagli amici e dalla famiglia. Le sue giornate erano un ciclo infinito di paura e sospetto, in cui ogni gesto, ogni parola assumeva una dimensione sinistra e minacciosa. Era come vivere in un incubo costante, dal quale non riusciva a svegliarsi.

Fu solo dopo mesi di tormento interiore che Marta ebbe il coraggio di chiedere aiuto. Con il supporto di uno psichiatra e di una rete di sostegno amorevole, intraprese il difficile percorso verso la guarigione. Attraverso la terapia e la medicazione adeguata, imparò pian piano a gestire le sue paure e a riconquistare il controllo sulla sua vita.

4.3 Diturbo schizzoaffettivo

Il disturbo schizoaffettivo è una condizione psichiatrica complessa che combina sintomi di schizofrenia, come allucinazioni o deliri, con disturbi dell'umore, che possono essere di tipo depressivo o bipolare. Questo disturbo rappresenta una sfida diagnostica poiché si trova al confine tra due grandi categorie di malattie mentali, rendendo cruciale una valutazione accurata per un trattamento efficace.

Le persone affette da disturbo schizoaffettivo sperimentano episodi psicotici durante i quali possono perdere il contatto con la realtà, spesso accompagnati da sintomi depressivi profondi o da periodi di elevata energia e umore euforico. Questa sovrapposizione di sintomi può complicare notevolmente la vita quotidiana, influenzando la capacità di funzionare, gestire le relazioni interpersonali e mantenere un impiego.

Il trattamento del disturbo schizoaffettivo richiede un approccio integrato che spesso include una combinazione di farmacoterapia, terapie psicosociali e supporto continuo. Gli antipsicotici sono generalmente prescritti per gestire i sintomi psicotici, mentre gli stabilizzatori dell'umore o gli antidepressivi possono essere utilizzati per controllare i sintomi dell'umore. La terapia cognitivo-comportamentale e altre forme di consulenza psicologica possono aiutare a sviluppare strategie di coping efficaci, migliorare le abilità sociali e affrontare i problemi quotidiani legati sia ai sintomi psicotici sia a quelli dell'umore.

Un elemento chiave nella gestione del disturbo schizoaffettivo è il supporto continuo e la collaborazione tra il team di cura e i familiari del paziente, per garantire un monitoraggio costante delle condizioni e adeguare il trattamento alle esigenze che cambiano nel tempo. Con un trattamento adeguato, molte persone con disturbo schizoaffettivo possono raggiungere una stabilità significativa dei sintomi e migliorare la loro qualità di vita, sebbene la condizione possa richiedere una gestione a lungo termine per prevenire le ricadute e mantenere il benessere generale.

Un pomeriggio di primavera, Luca si trovava seduto nel parco, circondato dal verde rigoglioso degli alberi e dal canto allegro degli uccelli. Tuttavia, nonostante la bellezza del paesaggio, sentiva un'ombra oscura avvolgerlo, un senso di tristezza profonda che sembrava non avere fine.

Mentre osservava le persone passare davanti a lui, Luca si sentiva sempre più distaccato dal mondo intorno a sé. Le loro voci sembravano lontane e irreali, come se provenissero da un'altra dimensione. Anche le emozioni di gioia e felicità sembravano inafferrabili, come sospese in un limbo tra la realtà e l'illusione.

La sua mente era un turbine di pensieri confusi e contraddittori. A volte si sentiva pieno di energia e ottimismo, pronto a conquistare il mondo con la sua creatività e il suo entusiasmo. Altre volte, però, cadeva in un abisso di disperazione e apatia, incapace di trovare il minimo slancio per affrontare la giornata.

Questi alti e bassi emotivi lo lasciavano esausto e confuso, senza sapere quale versione di sé stesso sarebbe emersa nel momento successivo. Si sentiva come se fosse intrappolato in una montagna russa emotiva, costretto a viaggiare da picchi di euforia a valli di depressione senza controllo.

Nonostante il sostegno amorevole della sua famiglia e degli amici, Luca si sentiva spesso solo e isolato nella sua lotta interiore. La sua malattia psicoaffettiva lo faceva sentire come un estraneo nel proprio corpo, un viaggiatore solitario in un mondo che sembrava sempre più alieno e incomprensibile.

Tuttavia, nonostante le difficoltà, Luca sapeva di non essere solo nella sua battaglia. Con il supporto della terapia e della medicina adeguata, sperava di trovare la stabilità emotiva e la serenità interiore che tanto desiderava. Ogni giorno era una sfida, ma sapeva che era una battaglia che valeva la pena combattere.

4.3 Disturbo psicotico breve

Il disturbo psicotico breve è una condizione psichiatrica che si caratterizza per la comparsa improvvisa di sintomi psicotici, come deliri, allucinazioni, pensiero disorganizzato o comportamenti bizzarri. Questi sintomi sono simili a quelli osservati nella schizofrenia, ma la distinzione principale risiede nella durata dell'episodio psicotico. Nel disturbo psicotico breve, i sintomi persistono per un periodo di tempo relativamente breve, da un giorno a un mese, seguito da un completo ritorno al funzionamento precedente.

Questo disturbo può essere estremamente perturbante e disorientante sia per chi ne è affetto sia per i suoi cari, dato che la comparsa dei sintomi è spesso rapida e inaspettata. Le cause esatte del disturbo psicotico breve non sono ancora completamente comprese, ma si ritiene che fattori di stress acuti, conflitti interpersonali, traumi recenti o cambiamenti significativi nella vita possano scatenare l'episodio. Anche la predisposizione genetica può giocare un ruolo, così come particolari vulnerabilità psicologiche o biologiche.

Il trattamento del disturbo psicotico breve si concentra principalmente sul controllo rapido dei sintomi per prevenire danni al funzionamento sociale o professionale dell'individuo. La terapia farmacologica, tipicamente con l'uso di antipsicotici, è comunemente impiegata per ridurre la gravità dei sintomi psicotici. La terapia psicologica può essere utilizzata parallelamente per aiutare il paziente a gestire lo stress e a elaborare l'esperienza psicotica.

La prognosi per il disturbo psicotico breve è generalmente buona, con molti individui che non presentano recidive dopo l'episodio iniziale. Tuttavia, è fondamentale un attento follow-up per monitorare segni di eventuali ricadute o la transizione verso disturbi più cronici come la schizofrenia o il disturbo bipolare, specialmente se il paziente continua a mostrare alcuni sintomi residui o ha una storia di episodi psicotici.

Il supporto familiare è anche cruciale, fornendo un ambiente stabile e comprensivo che può aiutare a ridurre il rischio di futuri episodi psicotici. La collaborazione tra pazienti, familiari e professionisti della salute mentale è essenziale per gestire efficacemente il disturbo e supportare il paziente nel suo percorso di recupero.

Una sera, mentre Ernesto camminava per le strade illuminate della città, gli sembrava di essere osservato da occhi invisibili che lo seguivano da ogni angolo. Ogni ombra sembrava prendere vita, trasformandosi in sinistre figure che lo minacciavano con sguardi penetranti e malevoliSentiva le voci sussurranti nel vento, parole indistinte che lo accusavano e lo deridevano. Non importava quanto cercasse di ignorarle, le voci si facevano sempre più forti, riempiendo la sua mente di paranoia e paura.

In preda al terrore, Ernesto si nascose in un vicolo buio, sperando di sfuggire agli sguardi invisibili che lo perseguitavano. Ma anche lì, non poteva sfuggire alla sensazione di essere osservato, di essere al centro di un sinistro gioco di cui non conosceva le regole.

Il cuore gli batteva forte nel petto, il respiro affannoso mentre cercava disperatamente di scacciare le voci che lo assediavano. Era come se la realtà si fosse distorta intorno a lui, trasformando la città familiare in un labirinto oscuro e minaccioso.

Anche quando tornò a casa, Ernesto non riuscì a liberarsi dalla sensazione di essere osservato. Le ombre danzavano sulle pareti della sua stanza, mentre le voci continuavano a sussurrare nel buio della notte. Era come se fosse intrappolato in un incubo senza fine, senza via di fuga dalla sua mente tormentata.

CAPITOLO 5 : I disturbi di personalità

I disturbi di personalità rappresentano un gruppo di condizioni mentali in cui il modo di pensare, percepire, sentire e relazionarsi agli altri è significativamente diverso dalla norma. Queste differenze possono risultare in modelli di comportamento rigidi e malsani, difficoltà nelle relazioni sociali, e problemi di funzionamento in molti ambiti della vita. I disturbi di personalità sono tipicamente identificabili dall'adolescenza o dall'età adulta precoce e persistono nel tempo, influenzando vari aspetti della vita dell'individuo.

Questi disturbi sono categorizzati in tre cluster principali, basati su caratteristiche e sintomi simili. Il **Cluster A** include i disturbi caratterizzati da comportamenti eccentrici o strani, come il disturbo schizoide di personalità, il disturbo paranoide di personalità e il disturbo schizotipico di personalità. Il **Cluster B** comprende disturbi con comportamenti drammatici, emotivi o erratici, come il disturbo borderline di personalità, il disturbo narcisistico di personalità, il disturbo istrionico di personalità e il disturbo antisociale di personalità. Infine, il **Cluster C** è formato da disturbi caratterizzati da comportamenti ansiosi o paurosi, tra cui il disturbo evitante di personalità, il disturbo dipendente di personalità e il disturbo ossessivo-compulsivo di personalità.

La causa esatta dei disturbi di personalità non è completamente compresa, ma si ritiene che una combinazione di fattori genetici, ambientali e sviluppo del carattere durante l'infanzia giochi un ruolo cruciale. Traumi infantili, dinamiche familiari disfunzionali, e modelli di attaccamento problematici possono contribuire allo sviluppo di questi disturbi.

Il trattamento dei disturbi di personalità può essere complesso e sfidante, spesso richiedendo un approccio multidisciplinare che può includere psicoterapia, farmacoterapia e, in alcuni casi, programmi di trattamento intensivo. La terapia dialettico-comportamentale (DBT) e la terapia cognitivo-comportamentale (CBT) sono tra le più efficaci nel trattare alcuni di questi disturbi, particolarmente il disturbo borderline di personalità. Il coinvolgimento di supporto continuativo è cruciale, poiché molti disturbi di personalità sono persistenti e comportano sfide significative per i pazienti e per chi li circonda.

Riconoscere e trattare adeguatamente i disturbi di personalità è essenziale per migliorare la qualità della vita degli individui affetti, permettendo loro di costruire relazioni più stabili e soddisfacenti e di funzionare più efficacemente nella società.

5.1 Bpd (Disturbo Bipolare di Personalità)

Il Disturbo Borderline di Personalità (BPD), noto anche come disturbo di personalità borderline, è una condizione complessa caratterizzata da instabilità emotiva, comportamenti impulsivi e intensi rapporti interpersonali turbolenti. Questo disturbo è uno dei più discussi e studiati tra i disturbi di personalità, sia per la sua prevalenza che per l'impatto significativo che può avere sulla vita di chi ne soffre e sulle persone intorno a loro.

Caratteristiche Principali del BPD

Le persone con BPD spesso vivono in uno stato di instabilità emotiva cronica che influisce profondamente sul loro modo di pensare, sentire e comportarsi. Questo può manifestarsi in diversi modi:

- **Instabilità Emotiva**: Forti fluttuazioni dell'umore che possono cambiare rapidamente nell'arco di poche ore o giorni.

- **Relazioni Interpersonali Intense e Instabili**: Rapporti caratterizzati da un'alternanza tra idealizzazione e deprezzamento. Questi schemi possono portare a difficoltà persistenti nel mantenere relazioni stabili e sane.

- **Comportamenti Impulsivi**: Azioni avventate senza considerazione delle conseguenze, che possono includere abuso di sostanze, comportamenti sessuali a rischio, guida spericolata, o binge eating.

- **Paura dell'Abbandono**: Un timore intenso di essere abbandonati che può portare a sforzi estremi per evitare separazioni reali o immaginate.

- **Autoimmagine Distorta**: Un'identità fortemente influenzata dalle relazioni correnti e dalle circostanze, spesso portando a una sensazione di vuoto o di non sapere chi si è veramente.

- **Comportamenti Autolesivi**: Atti come tagliarsi o bruciarsi, frequentemente utilizzati come un modo per gestire sentimenti intensi o come un grido di aiuto.

- **Episodi di Dissociazione o Paranoia**: Sotto stress, individui con BPD possono sperimentare episodi dissociativi o pensieri paranoidi riguardo alle intenzioni degli altri.

Cause e Fattori di Rischio

Il BPD è ritenuto il risultato di una combinazione di fattori genetici, biologici e ambientali. Studi suggeriscono una forte componente ereditaria, con un rischio maggiore di sviluppare il disturbo se un parente biologico è affetto. Fattori ambientali, come abusi fisici, emotivi o sessuali durante l'infanzia, negligenza, o esposizione precoce a conflitti familiari violenti, sono significativamente correlati con l'insorgenza del BPD.

Trattamento del BPD

Il trattamento del BPD è spesso multimodale e include:

- **Psicoterapia**: La Terapia Dialettico-Comportamentale (DBT) è particolarmente efficace nel trattare il BPD, aiutando i pazienti a sviluppare abilità per gestire le loro emozioni, tollerare lo stress e migliorare le relazioni interpersonali. Altre forme di terapia, come la terapia cognitivo-comportamentale (CBT) e la terapia basata sulla mentalizzazione (MBT), sono state anche adattate per il trattamento del BPD.

- **Farmacoterapia**: Anche se non esistono farmaci specifici per il BPD, alcuni sintomi possono essere gestiti con l'uso di antidepressivi, stabilizzatori dell'umore e antipsicotici.

Il supporto continuativo e la comprensione sono cruciali per coloro che vivono con il BPD. Un approccio olistico che combina trattamento medico e supporto emotivo può offrire la migliore possibilità di recupero e di una vita più stabile e soddisfacente.

5.2 Disturbo narcisistico di personalità

Il disturbo narcisistico di personalità (NPD) è caratterizzato da un pattern pervasivo di grandiosità, un bisogno eccessivo di ammirazione e una mancanza di empatia verso gli altri. Le persone con questo disturbo spesso presentano un'immagine di sé stessa eccessivamente positiva, esagerando le proprie capacità e successi, mentre minimizzano o ignorano l'importanza degli altri. Il NPD rientra nel Cluster B dei disturbi di personalità, che include anche i disturbi borderline, istrionico e antisociale, tutti caratterizzati da comportamenti emotivi drammatici, imprevedibili ed erratici.

Caratteristiche Principali del Disturbo Narcisistico

Gli individui affetti da NPD possono mostrare diversi dei seguenti tratti:

- **Grandiosità**: Hanno una percezione esagerata delle proprie importanze, spesso senza reali successi che la giustifichino.

- **Preoccupazione per il successo e il potere**: Sono spesso ossessionati da fantasie di successo illimitato, potere, splendore, bellezza o amore ideale.

- **Bisogno di ammirazione costante**: Cercano costantemente attenzione e conferma dagli altri e possono essere molto sensibili alla critica.

- **Senso di diritto**: Si aspettano trattamenti speciali e accomodanti dalle altre persone senza considerare i loro bisogni o sentimenti.

- **Sfruttamento interpersonale**: Utilizzano gli altri per il proprio guadagno personale senza preoccuparsi delle conseguenze per gli altri.

- **Mancanza di empatia**: Hanno difficoltà a riconoscere o identificarsi con i sentimenti e i bisogni degli altri.

- **Invidia**: Possono essere invidiosi degli altri o credere che gli altri li invidino.

- **Arroganza e comportamenti superbi**: Mostrano atteggiamenti e comportamenti arroganti e presuntuosi.

Cause e Fattori di Rischio

Le cause del disturbo narcisistico di personalità non sono completamente comprese, ma una combinazione di fattori genetici, biologici e ambientali sembra giocare un ruolo significativo. Studi suggeriscono che un background familiare di NPD o altri disturbi di personalità può aumentare il rischio di sviluppare il disturbo. Fattori ambientali, come l'educazione da parte di genitori eccessivamente indulgenti, critici o esigenti, possono contribuire all'emergere del disturbo durante l'età adulta.

Trattamento del Disturbo Narcisistico

Il trattamento del NPD è spesso complicato, poiché le persone con questo disturbo raramente cercano aiuto di loro iniziativa e possono avere una scarsa consapevolezza della propria condizione. Tuttavia, per coloro che cercano aiuto, la psicoterapia, in particolare la terapia cognitivo-comportamentale, può essere utile. Questa terapia aiuta a modificare il pensiero grandioso e il comportamento egocentrico, sviluppando al contempo migliori competenze sociali e relazionali.

Non esistono farmaci specifici per trattare il NPD, ma possono essere prescritti per trattare sintomi concomitanti come la depressione o l'ansia. Il coinvolgimento in gruppi di supporto o la terapia di gruppo può essere anche di beneficio, fornendo un feedback realistico da parte dei pari che possono aiutare a sfidare le distorsioni e le percezioni narcisistiche.

In definitiva, il trattamento richiede spesso un impegno a lungo termine e una collaborazione tra il terapeuta e il paziente. Una sfida significativa è mantenere l'individuo impegnato nel processo terapeutico e motivato a cambiare comportamenti profondamente radicati.

Una mattina, Giorgia si svegliò e si guardò allo specchio con un sorriso soddisfatto. I suoi occhi riflettevano un'immagine di bellezza impeccabile, il suo viso perfettamente modellato incorniciato da capelli lucenti e ben curati. Si sentiva invincibile, come se il mondo intero dovesse inchinarsi al suo fascino.

Mentre si vestiva con cura, Giorgia non poteva fare a meno di ammirare la sua stessa immagine nel riflesso dello specchio. Ogni dettaglio del suo aspetto era studiato con precisione, ogni movimento calcolato per massimizzare il suo impatto. Era convinta che il mondo intero dovesse ammirarla, desiderarla, persino invidiarla.

Camminando per le strade affollate della città, Giorgia si sentiva al centro dell'attenzione. Ogni sguardo rivolto verso di lei, ogni complimento ricevuto, non facevano che confermare la sua convinzione nella propria superiorità. Si sentiva come una divinità, destinata a regnare sovrana su tutti coloro che osavano avvicinarsi.

Anche quando interagiva con gli altri, Giorgia non poteva fare a meno di mettere in mostra il suo ego smisurato. Ogni conversazione diventava un'opportunità per autocelebrarsi, per mostrare al mondo intero quanto fosse straordinaria. Non c'era spazio per gli altri nelle sue relazioni, solo per la sua grandezza personale.

Ma sotto la superficie della sua sicurezza apparente, Giorgia nascondeva una fragilità profonda. Ogni critica, ogni segno di disapprovazione, minava la sua fiducia in se stessa, gettandola in un vortice di autodubbio e autolesionismo. Non poteva accettare di non essere al centro dell'universo, di non essere la migliore in tutto ciò che faceva.

Quella mattina, come tante altre, Giorgia si mise in mostra per il mondo esterno, ma dentro di sé sentiva il vuoto di una vulnerabilità che non poteva ammettere. Era intrappolata nel suo mondo di perfezione fittizia, incapace di affrontare la realtà della sua vera natura.

5.3 Disturbo evitante di personalità

Il disturbo evitante di personalità (AVPD) è caratterizzato da una pervasiva sensazione di inadeguatezza, ipersensibilità al giudizio altrui e un'evitamento significativo delle situazioni sociali, dovuto alla paura di essere criticati o rifiutati. Le persone con questo disturbo spesso desiderano avere relazioni intime, ma la loro estrema ansia sociale e il timore del rifiuto le rendono estremamente caute e riluttanti a impegnarsi, limitando così le loro interazioni sociali.

Caratteristiche Principali del Disturbo Evitante di Personalità

Le persone con disturbo evitante di personalità presentano diversi tratti distintivi, tra cui:

- **Evitamento di Attività Sociali**: Si sottraggono a situazioni che implicano contatti interpersonali significativi per paura di critiche, disapprovazione o rifiuto.

- **Reticenza in Relazioni Intime**: Anche se desiderano ardentemente connessioni più profonde, la loro paura del rifiuto spesso prevale, facendo sì che rimangano isolate o limitino le loro relazioni a quelle percepite come sicure.

- **Preoccupazione per la Critica e il Rifiuto**: Sono eccessivamente preoccupati di essere rifiutati o giudicati negativamente nelle situazioni sociali, una paura che può manifestarsi anche in contesti in cui non vi è un pericolo reale di giudizio.

- **Vista Negativa di Sé**: Hanno una visione di sé come socialmente inadeguati, personalmente poco attraenti, o inferiori agli altri.

- **Riluttanza a Rischiare**: Evitano di mettersi in situazioni nuove o rischiose per paura di imbarazzarsi.

Cause e Fattori di Rischio

Il disturbo evitante di personalità si sviluppa da una combinazione di fattori genetici, biologici e ambientali. La ricerca ha evidenziato una possibile predisposizione genetica al disturbo, così come l'influenza di esperienze di vita precoci, in particolare quelle che coinvolgono rifiuto o derisione da parte di coetanei o figure genitoriali. Un'educazione che enfatizza la critica o l'iperprotezione può anche contribuire alla formazione del quadro evitante.

Trattamento del Disturbo Evitante di Personalità

Il trattamento del disturbo evitante di personalità può essere impegnativo, data la natura del disturbo che rende difficile per i pazienti cercare aiuto e impegnarsi in un trattamento prolungato. Tuttavia, diverse modalità terapeutiche possono offrire sollievo significativo:

- **Psicoterapia**: La terapia cognitivo-comportamentale è frequentemente utilizzata per aiutare a modificare le credenze distorte sull'inadeguatezza e il rifiuto. La terapia focalizzata sulla comprensione e la modifica delle dinamiche interpersonali, come la terapia schematica o la terapia basata sulla mentalizzazione, può anche essere efficace.
- **Farmacoterapia**: Anche se non ci sono farmaci specifici per il AVPD, gli antidepressivi possono essere prescritti per trattare i sintomi concomitanti di depressione o ansia.

- **Gruppi di Supporto e di Abilità Sociali**: Partecipare a gruppi terapeutici può aiutare le persone con AVPD a sviluppare abilità sociali in un ambiente supportivo e meno minaccioso, consentendo loro di esercitarsi in interazioni sociali senza il timore del giudizio.

L'obiettivo del trattamento è spesso quello di aumentare la fiducia del paziente nelle proprie capacità sociali, ridurre la sensibilità al rifiuto e facilitare l'ingresso in situazioni sociali con meno ansia. Con un approccio paziente e comprensivo, molti individui con disturbo evitante di personalità possono migliorare significativamente le loro competenze interpersonali e la loro qualità di vita.

CAPITOLO 6: I disturbi dell'alimentazione

I disturbi dell'alimentazione sono condizioni complesse che si caratterizzano per comportamenti alimentari persistenti che negativamente impattano la salute, le emozioni e la capacità di funzionare nelle aree importanti della vita. Non si limitano solo a problemi con il cibo e il peso, ma includono anche disturbi profondi dell'auto-percezione e intense preoccupazioni riguardo alla forma del corpo e al peso. Questi disturbi, tra cui i più conosciuti sono l'anoressia nervosa, la bulimia nervosa e il disturbo da alimentazione incontrollata, spesso coesistono con altre condizioni psichiatriche come l'ansia, la depressione e i disturbi ossessivo-compulsivi.

La comprensione di questi disturbi richiede un approccio che vada oltre la superficie dei sintomi alimentari visibili per indagare le radici psicologiche e emotive profonde che li alimentano. Anoressia e bulimia, ad esempio, possono essere viste come tentativi di gestire sentimenti insopportabili o situazioni di vita stressanti attraverso il controllo del cibo, che in realtà è solo una manifestazione superficiale di problemi più complessi. Questi comportamenti, sebbene offrano una temporanea sensazione di controllo o sollievo, sono altamente distruttivi e possono portare a gravi conseguenze fisiche e psicologiche. Il trattamento dei disturbi dell'alimentazione è spesso un processo lungo e difficile, che richiede l'intervento di un team multidisciplinare di professionisti della salute che includono psicologi, psichiatri, nutrizionisti e medici. L'approccio terapeutico tende a essere integrato, combinando il supporto nutrizionale per affrontare gli aspetti fisici del disturbo con vari tipi di psicoterapia per indirizzare le cause sottostanti di ordine emotivo e comportamentale. Un elemento cruciale in questo processo è il supporto continuativo e la partecipazione attiva del paziente e della sua famiglia, per costruire una nuova relazione con il cibo e con il proprio corpo, promuovendo al contempo un recupero sostenibile e una migliore qualità di vita.

6.1 Anoressia

Definizione e diagnosi

La definizione e la diagnosi dell'anoressia nervosa sono fondamentali per comprendere e trattare efficacemente questo disturbo dell'alimentazione. L'anoressia nervosa è caratterizzata principalmente da una restrizione auto-imposta dell'apporto calorico che porta a un significativo calo di peso e a un corpo notevolmente sottopeso in relazione all'età, al sesso, alle traiettorie di crescita e alla salute fisica dell'individuo.

Definizione

L'anoressia nervosa è un disturbo psichiatrico severo che si manifesta con un'intensa paura di guadagnare peso o di diventare grassi, anche quando il peso è inferiore al normale. Questa paura si traduce in comportamenti restrittivi continui che possono includere digiuni prolungati, esercizio fisico eccessivo, e l'uso di lassativi o diuretici. La caratteristica distintiva dell'anoressia è una distorsione dell'immagine corporea: gli individui si percepiscono come sovrappeso anche quando sono pericolosamente magri.

Criteri Diagnostici

Secondo il Manuale Diagnostico e Statistico dei Disturbi Mentali (DSM-5), pubblicato dall'American Psychiatric Association, i criteri per diagnosticare l'anoressia nervosa includono:

1. **Restrizione dell'energia**: Apporto energetico limitato rispetto ai requisiti, che porta a un peso corporeo significativamente

basso rispetto a quello considerato normale o sano per l'età, il sesso, la traiettoria di sviluppo e la salute fisica dell'individuo.

2. **Paura intensa di ingrassare**: Paura persistente di guadagnare peso o di diventare grassi, o comportamenti persistenti che interferiscono con l'aumento di peso, nonostante un peso corporeo significativamente basso.

3. **Disturbo nella percezione del peso o della forma del corpo**: Influenza indebita del peso corporeo o della forma sul giudizio di sé, o persistente mancanza di riconoscimento della gravità del peso attuale basso.

Sottotipi

L'anoressia nervosa può essere ulteriormente classificata in due sottotipi:

- **Sottotipo Restrittivo**: Durante gli ultimi tre mesi, l'individuo non ha avuto ricorrenti episodi di abbuffate o comportamenti di eliminazione (ad esempio, vomito autoindotto o l'abuso di lassativi), e ha perso peso principalmente attraverso dieta, digiuno e/o esercizio eccessivo.

- **Sottotipo Binge-Eating/Purging**: L'individuo ha avuto ricorrenti episodi di abbuffate o comportamenti di eliminazione durante gli ultimi tre mesi.

Nel diagnosticare l'anoressia nervosa, è essenziale distinguere tra questo e altri disturbi alimentari come la bulimia nervosa, il disturbo da alimentazione incontrollata, e i disturbi alimentari non altrimenti specificati, che possono avere sintomi sovrapposti ma distinti trattamenti. Allo stesso modo, è importante escludere altre condizioni mediche che possono causare una significativa perdita di peso.

La comprensione approfondita di questi aspetti è cruciale per un'accurata diagnosi e l'implementazione di un trattamento efficace, adeguato alla gravità del disturbo e alle specifiche esigenze del paziente.

Epidemiologia

L'epidemiologia dell'anoressia nervosa offre uno sguardo importante sulla prevalenza e distribuzione del disturbo nelle diverse popolazioni e gruppi demografici. Questi dati sono cruciali per comprendere l'ampiezza del problema, identificare le popolazioni a rischio e orientare le politiche sanitarie e le strategie di intervento.

Prevalenza

L'anoressia nervosa è relativamente rara rispetto ad altri disturbi alimentari, ma è estremamente grave e può essere associata a significative morbilità e mortalità. Studi epidemiologici stimano che la prevalenza dell'anoressia nervosa nella popolazione generale sia compresa tra lo 0,3% e l'1%, con variazioni in base a fattori geografici, culturali e metodologici delle ricerche. Tuttavia, l'incidenza del disturbo sembra essere in aumento, particolarmente in ambienti non occidentali dove le influenze culturali occidentali riguardanti l'immagine del corpo stanno diventando più pervasive.

Distribuzione Demografica

L'anoressia nervosa colpisce principalmente le adolescenti e le giovani donne; tuttavia, negli ultimi anni è stata riconosciuta un'incidenza crescente tra i maschi e gli adulti più anziani. Tradizionalmente, si stima che le donne siano affette da anoressia da tre a dieci volte più degli uomini, sebbene la stigmatizzazione e i ritardi nella ricerca di aiuto possano portare a una sottostima dei casi maschili.

Fattori di Rischio

Diversi fattori possono influenzare il rischio di sviluppare l'anoressia nervosa. Questi includono:

- **Età**: L'insorgenza più comune dell'anoressia si verifica durante l'adolescenza o la giovinezza adulta.
- **Genere**: Le femmine sono tradizionalmente più colpite, ma l'attenzione crescente ai disturbi alimentari negli uomini ha rivelato una maggiore prevalenza rispetto a quanto precedentemente riconosciuto.

- **Fattori Genetici**: Studi su famiglie, gemelli e adottivi indicano che l'anoressia ha una forte componente ereditaria.
- **Fattori Culturali e Sociali**: Pressioni culturali che valorizzano la magrezza come ideale di bellezza possono contribuire al rischio di sviluppare disturbi dell'alimentazione.

Impatto Sociale e Sanitario

L'anoressia nervosa può avere un impatto devastante non solo sulla salute fisica e mentale degli individui che ne soffrono ma anche sul sistema sanitario e sociale. È associata a una delle più alte tassi di mortalità tra i disturbi psichiatrici, principalmente a causa di complicazioni mediche e suicidio. Il trattamento è spesso prolungato e complesso, richiedendo risorse significative e multidisciplinari.

Comprendere l'epidemiologia dell'anoressia nervosa è fondamentale per sviluppare interventi preventivi mirati e migliorare gli approcci terapeutici, specialmente per i gruppi ad alto rischio. Con la crescente globalizzazione delle culture occidentali e la diffusione dei media sociali, l'importanza di monitorare queste tendenze diventa sempre più critica.

Sintomi e segni

I sintomi e i segni dell'anoressia nervosa sono multidimensionali, influenzando l'aspetto fisico, psicologico e comportamentale dell'individuo. Questi sintomi non solo hanno un impatto devastante sulla salute e sul benessere della persona affetta, ma anche complicano significativamente le interazioni sociali e il funzionamento quotidiano.

Sintomi Fisici

L'anoressia nervosa è principalmente associata a una significativa perdita di peso ottenuta e mantenuta attraverso una severa restrizione calorica. Altri sintomi fisici includono:

- **Amenorrea**: L'assenza di almeno tre cicli mestruali consecutivi.
- **Intolleranza al freddo**: Frequenti sensazioni di freddo, dovute alla perdita di isolamento corporeo e alla ridotta circolazione.
- **Stanzezza o debolezza muscolare**: Dovute alla malnutrizione e alla perdita di massa muscolare.
- **Pelle secca o itterizia**: La pelle può diventare secca e screpolata, e in alcuni casi può assumere una tonalità giallastra.
- **Caduta dei capelli e delle unghie fragili**: A causa della carenza di nutrienti essenziali.
- **Osteoporosi**: La densità ossea può diminuire, aumentando il rischio di fratture.

Sintomi Psicologici

I sintomi psicologici dell'anoressia nervosa sono altrettanto gravi e possono servire sia come indicatori precoci sia come conseguenze del disturbo. Essi includono:

- **Distorsione dell'immagine corporea**: Una percezione alterata del proprio corpo, spesso vedendosi come sovrappeso nonostante la magrezza evidente.

- **Paura intensa di ingrassare**: Questa paura è talmente radicata che il solo pensiero di mangiare cibi calorici può provocare grande ansia.

- **Depressione o apatia**: Molti individui mostrano segni di depressione, inclusi umore depresso, perdita di interesse per le attività normali e ritiro sociale.

- **Comportamento ossessivo-compulsivo**: Riguardo al cibo e all'esercizio fisico, con rituali rigidi attorno ai pasti o alla conta delle calorie.

Sintomi Comportamentali

I sintomi comportamentali dell'anoressia spesso servono come campanelli d'allarme per i familiari e gli amici. Questi includono:

- **Rifiuto di mangiare**: Evitare pasti o selezionare solo piccole quantità di cibi a basso contenuto calorico.

- **Esercizio eccessivo**: Impegno in attività fisica intensa, anche quando fisicamente debilitati.

- **Scuse per saltare i pasti**: Frequente ricorso a scuse per evitare di mangiare in pubblico o durante gli incontri sociali.

- **Isolamento sociale**: Ritirarsi da amici e famiglia e evitare situazioni sociali che includono cibo.

La presenza di questi sintomi richiede un intervento tempestivo per prevenire ulteriori danni fisici e psicologici. Il trattamento dell'anoressia nervosa può essere lungo e spesso implica un approccio multidisciplinare, ma il riconoscimento precoce e la gestione dei sintomi sono cruciali per migliorare i risultati a lungo termine. Inizio modulo

Cause e fattori di rischio

L'anoressia nervosa è un disturbo complesso che deriva da un'intreccio di cause biologiche, psicologiche e ambientali. Geneticamente, si osserva che l'anoressia tende a essere più comune in famiglie dove un membro ha già avuto il disturbo, suggerendo una forte componente ereditaria. Studi sui gemelli hanno confermato che il rischio di sviluppare l'anoressia è significativamente più alto se un gemello è affetto, indicando il ruolo dei geni nel regolare comportamenti e impulsi legati all'alimentazione. Anche le alterazioni neurobiologiche sono evidenti, con anomalie nei livelli di neurotrasmettitori come la serotonina e la dopamina che possono influenzare l'umore e la percezione di sé, aspetti cruciali nel manifestarsi dell'anoressia.

Dal punto di vista psicologico, tratti di personalità come il perfezionismo, l'ipercontrollo e una rigidità comportamentale sono spesso presenti in chi sviluppa questo disturbo. Questi tratti possono spingere gli individui a ricorrere a diete estreme come modo per gestire ansie e stress, spesso esacerbati da un'immagine corporea distorta e da un'autostima estremamente legata al peso e all'aspetto fisico. Inoltre, i fattori ambientali giocano un ruolo cruciale, inclusa la pressione culturale per conformarsi a un ideale estetico specifico che valorizza la magrezza come sinonimo di successo e controllo. Questi fattori, combinati con eventi di vita stressanti come traumi o conflitti familiari, possono scatenare o aggravare il disturbo.

Inoltre, problemi relazionali e dinamiche familiari problematiche, come le alte aspettative o la critica continua sul corpo o sulle abitudini alimentari, possono aumentare il rischio di sviluppare l'anoressia. Tutti questi elementi insieme creano un terreno fertile per l'insorgenza di un disturbo che, pur avendo radici profonde in questioni biologiche e genetiche, è fortemente influenzato da contesti psicologici e ambientali.

Prognosi

La prognosi dell'anoressia nervosa può variare considerevolmente a seconda di una serie di fattori, inclusi la gravità del disturbo al momento della diagnosi, la durata dei sintomi prima di iniziare il trattamento, e la presenza di eventuali comorbidità psicologiche o fisiche. La diagnosi e il trattamento tempestivi sono cruciali e possono migliorare significativamente le prospettive di recupero. Un intervento precoce aiuta a prevenire le complicazioni mediche gravi e a stabilizzare i comportamenti alimentari in modo più efficace. Un altro fattore importante è il supporto di amici e familiari; un ambiente supportivo può essere di grande aiuto nel processo di guarigione.

Inoltre, la prognosi tende a essere migliore quando il trattamento è comprensivo di interventi psicoterapeutici, supporto nutrizionale e, se necessario, gestione farmacologica, con un approccio che spesso include terapia individuale, terapia familiare e gruppi di supporto.

Nonostante la disponibilità di trattamenti efficaci, l'anoressia nervosa rimane associata a uno dei tassi di mortalità più alti tra i disturbi psichiatrici, principalmente a causa di complicazioni mediche o suicidio. Studi a lungo termine indicano che circa il 50-70% delle persone affette da anoressia nervosa riesce a recuperare completamente, mentre altri possono sperimentare un miglioramento nella gestione dei sintomi, continuando però a lottare con alcuni aspetti del disturbo. Circa il 20% può rimanere cronicamente malato. La presenza di altri disturbi psichiatrici, come la depressione o l'ansia, può complicare ulteriormente il trattamento e peggiorare la prognosi, rendendo fondamentale la gestione efficace di queste condizioni comorbide.

Il follow-up regolare è essenziale, dato che il rischio di ricaduta è significativo, particolarmente in periodi di stress o cambiamento. Un monitoraggio continuativo consente di apportare gli eventuali aggiustamenti necessari al piano di trattamento e di intervenire prontamente in caso di ricadute, riducendone la gravità e la durata. Con un approccio terapeutico appropriato, il sostegno adeguato e un impegno costante verso il recupero, molte persone con anoressia nervosa possono superare il disturbo e condurre una vita ricca e soddisfacente.

Maria si guardò allo specchio, scrutando con occhi critici ogni centimetro del suo corpo. Ogni curva, ogni piega sembrava urlarle il suo fallimento. Non importava quanto magra fosse diventata, non era mai abbastanza. Il suo riflesso le urlava le sue insicurezze, i suoi fallimenti, la sua mancanza di controllo.

La sua giornata era regolata da rigidi rituali alimentari. Contare le calorie, pesare ogni boccone, evitare accuratamente i cibi considerati "pericolosi". Ogni pasto era un'agonia, un conflitto interiore tra il desiderio di nutrirsi e il terrore di ingrassare. Il cibo era diventato il suo nemico, una fonte di ansia e di paura.

Anche quando le sue amiche le chiedevano di uscire per mangiare qualcosa insieme, Maria trovava sempre una scusa per evitare. Non poteva permettersi di deviare dalla sua routine restrittiva, anche se significava isolarsi dal mondo esterno. La sua mente era una prigione, in cui il cibo regnava sovrano e il suo corpo diventava sempre più debole.

Non importava quanto le persone intorno a lei la supplicassero di mangiare di più, di prendersi cura di sé stessa. Maria si sentiva intrappolata in un ciclo vizioso di autocontrollo e auto-punizione. Persino quando si guardava allo specchio e vedeva le ossa sporgere, non poteva smettere di pensare di essere troppo grassa.

La sua lotta con l'anoressia era diventata la sua realtà quotidiana, un'ossessione che dominava ogni aspetto della sua vita. Anche quando cercava di nascondere il suo dolore dietro un sorriso, dentro di sé si *sentiva vuota, sola, disperata. La sua fame non era solo per il cibo, ma per l'amore, l'accettazione, la pace interiore che sembrava così lontana.*

6.2 Bulimia

La bulimia nervosa è un disturbo alimentare caratterizzato da episodi ricorrenti di abbuffate compulsive seguite da comportamenti compensatori inappropriati, come il vomito autoindotto, l'uso eccessivo di lassativi o diuretici, digiuni prolungati, o esercizio fisico estremo. Le persone affette da bulimia spesso mantengono un peso normale o addirittura leggermente superiore o inferiore alla media, il che può rendere meno evidente il disturbo rispetto all'anoressia nervosa. Nonostante ciò, la bulimia è associata a gravi complicanze fisiche e psicologiche, tra cui problemi gastrointestinali, disturbi elettrolitici e cardiaci, nonché significative questioni di salute mentale come l'ansia, la depressione e l'abuso di sostanze.

La bulimia è spesso meno visibile rispetto ad altri disturbi alimentari poiché chi ne soffre può essere molto abile nel nascondere i propri comportamenti, spinto dalla vergogna o dalla paura di essere scoperto. Questo aspetto può rendere più complicata la diagnosi e il trattamento. La causa esatta della bulimia, come altri disturbi dell'alimentazione, è multifattoriale, includendo una combinazione di predisposizioni genetiche, influenze ambientali, fattori psicologici e sociali. In particolare, una bassa autostima, problemi di immagine corporea, pressioni culturali e personali per essere magri e perfetti possono tutti contribuire al manifestarsi della bulimia.

Il trattamento della bulimia è spesso complesso e richiede un approccio olistico e multidisciplinare che include terapie psicologiche, supporto nutrizionale e, quando necessario, intervento farmacologico. La terapia cognitivo-comportamentale ha dimostrato di essere particolarmente efficace nel trattare la bulimia, aiutando i pazienti a interrompere il ciclo di abbuffate e comportamenti compensatori, migliorare la loro autostima e sviluppare strategie più sane di gestione dello stress e delle emozioni. Con il trattamento adeguato, molti individui possono superare i comportamenti bulimici e recuperare una relazione sana con il cibo e con il proprio corpo.

Definizione e sintomi

La bulimia nervosa è un disturbo alimentare caratterizzato da episodi ricorrenti di abbuffate seguiti da comportamenti compensatori inappropriati per evitare l'aumento di peso. Chi soffre di bulimia spesso percepisce una perdita di controllo durante gli episodi di abbuffata, durante i quali consuma grandi quantità di cibo in un breve periodo di tempo, seguiti da sensazioni di colpa, vergogna o disgusto. I comportamenti compensatori possono includere il vomito autoindotto, l'abuso di lassativi o diuretici, il digiuno e l'eccessivo esercizio fisico. La bulimia può comportare un'ossessione per il peso e la forma del corpo, insieme a una preoccupazione eccessiva per il cibo, la dieta e l'immagine corporea. Questi comportamenti e pensieri possono avere un impatto significativo sul funzionamento quotidiano e sulla salute fisica e mentale della persona.

I sintomi della bulimia nervosa sono complessi e coinvolgono sia comportamenti manifesti sia segni interni meno evidenti. Chi soffre di bulimia si imbatte tipicamente in cicli di abbuffate e comportamenti compensatori.

Episodi di abbuffate sono caratterizzati dall'ingestione di una grande quantità di cibo in un breve lasso di tempo, spesso fatto in segreto. Durante questi episodi, l'individuo percepisce una perdita di controllo sul proprio comportamento alimentare. Il cibo consumato durante le abbuffate tende a essere ad alto contenuto calorico e mangiato rapidamente.

Comportamenti compensatori seguono gli episodi di abbuffata e sono tentativi di eliminare le calorie ingerite per evitare l'aumento di peso. Questi possono includere:

- **Vomito autoindotto**: il metodo più comune, utilizzato per eliminare il cibo dal corpo subito dopo l'abbuffata.
- **Abuso di lassativi o diuretici**: utilizzati in modo improprio per ridurre il peso o per influenzare la digestione.
- **Digiuno**: periodi prolungati senza cibo seguiti alle abbuffate.

- **Esercizio fisico eccessivo**: praticato oltre il punto di esaurimento fisico, spesso come risposta alla colpa per aver mangiato troppo.

Sintomi psicologici includono:

- **Preoccupazione eccessiva per il peso e la forma del corpo**: spesso valutata come una misura di autovalore.
- **Estremo disagio con il proprio corpo**: percezioni distorte che possono portare a una bassa autostima.
- **Sentimenti di vergogna, disgusto o colpa**: soprattutto subito dopo un episodio di abbuffata.

Sintomi fisici possono svilupparsi a lungo termine a causa della frequenza degli episodi di abbuffata e dei comportamenti compensatori:

- **Problemi gastrointestinali**: come gonfiore, indigestione o costipazione dovuti all'uso frequente di lassativi.
- **Disordini elettrolitici e disidratazione**: causati dal vomito frequente.
- **Problemi dentali**: come erosione dello smalto dentale, cavità e sensibilità dentale a causa dell'acido dello stomaco presente nel vomito.
- **Problemi alla gola e alle ghiandole salivari**: ingrossamento e infiammazione a causa del vomito ripetuto.

Questi sintomi non solo rappresentano una significativa preoccupazione per la salute fisica e mentale, ma influenzano anche la vita sociale, lavorativa e familiare dell'individuo, limitando la sua capacità di funzionare efficacemente nelle attività quotidiane.

Cause e fattori di rischio

La bulimia nervosa, come molti disturbi alimentari, emerge da un complesso intreccio di fattori genetici, psicologici, e ambientali che aumentano la vulnerabilità di un individuo allo sviluppo del disturbo. I fattori genetici giocano un ruolo significativo, poiché studi su famiglie e gemelli hanno mostrato che la bulimia è più probabile tra coloro che hanno parenti stretti affetti da disturbi alimentari. Allo stesso modo, le anomalie neurobiologiche, come gli squilibri nei neurotrasmettitori che regolano l'umore e l'appetito, possono predisporre gli individui alla bulimia.

Dal punto di vista psicologico, tratti come il perfezionismo, l'impulsività, e una bassa autostima sono spesso associati con la bulimia. Questi tratti possono rendere gli individui più suscettibili a cercare il controllo attraverso i loro comportamenti alimentari. Inoltre, disturbi psichiatrici concomitanti come l'ansia, la depressione, e il disturbo ossessivo-compulsivo sono comuni tra coloro che soffrono di bulimia, suggerendo che questi disturbi possono interagire o esacerbare i comportamenti bulimici.

I fattori ambientali includono le pressioni sociali e culturali che esaltano l'essere magri come ideale di bellezza, che possono essere particolarmente influenti. Esperienze di vita come il bullismo, i commenti negativi sul peso o sulla forma del corpo, o altri traumi possono scatenare o aggravare il disturbo. Allo stesso modo, la partecipazione a certi sport o professioni che enfatizzano la magrezza o la forma fisica può aumentare il rischio di sviluppare comportamenti bulimici.

Diagnosi

La diagnosi della bulimia nervosa si basa sull'identificazione di specifici modelli di comportamento che includono episodi ricorrenti di abbuffate e comportamenti compensatori inappropriati per prevenire l'aumento di peso. Durante un episodio di abbuffata, un individuo consuma una quantità di cibo molto più grande di quella che la maggior parte delle persone mangerebbe in un simile periodo di tempo e sotto circostanze simili, e questi episodi sono spesso accompagnati da un senso di perdita di controllo. I comportamenti compensatori possono includere il vomito autoindotto, l'uso eccessivo di lassativi, diuretici o altri farmaci, il digiuno, o l'esercizio fisico eccessivo.

Per fare una diagnosi formale, i professionisti della salute mentale si affidano ai criteri diagnostici specificati nel Manuale Diagnostico e Statistico dei Disturbi Mentali (DSM-5), pubblicato dall'American Psychiatric Association. Secondo il DSM-5, la bulimia nervosa è diagnosticata quando gli episodi di abbuffata e i comportamenti compensatori avvengono in media almeno una volta a settimana per tre mesi. Inoltre, la valutazione dell'autoimmagine di una persona è indebitamente influenzata dalla forma e dal peso corporeo, e i disturbi alimentari non si verificano esclusivamente durante episodi di anoressia nervosa.

Nel processo di diagnosi, è essenziale escludere altre condizioni mediche che potrebbero imitare la bulimia, come il disturbo da alimentazione incontrollata, che non include comportamenti compensatori. I medici possono anche voler escludere problemi fisici che possono causare sintomi simili, attraverso esami medici completi e test di laboratorio per verificare anomalie metaboliche o chimiche che possono essere presenti a causa di comportamenti compensatori, come alterazioni degli elettroliti.

È importante notare che molte persone con bulimia possono avere vergogna dei loro comportamenti alimentari e possono non essere inizialmente trasparenti riguardo alle loro abitudini alimentari e ai loro metodi compensatori. Pertanto, un approccio sensibile e non giudicante durante la valutazione clinica è cruciale per aiutare i pazienti a sentirsi abbastanza sicuri per divulgare le informazioni necessarie per una diagnosi accurata.

Lara fissava il cibo sul piatto con una miscela di desiderio e terrore. Era come se una voce dentro di lei le sussurrasse che non poteva permettersi di mangiarlo, che avrebbe pagato un prezzo troppo alto se lo avesse fatto. Ma allo stesso tempo, il suo stomaco brontolava di fame, implorando di essere soddisfatto.

Senza esitazione, Lara afferrò un pezzo di pane e lo portò alle labbra tremanti. Il sapore dell'amido fresco le riempì la bocca, ma non riuscì a goderselo. Il panico cominciò a montare dentro di lei mentre sentiva la sensazione di pienezza aumentare con ogni morso. Non poteva sopportare l'idea di ingrassare, di perdere il controllo del suo corpo.

Con una mossa rapida e fluida, Lara si alzò in piedi e corse verso il bagno. Senza esitazione, infilò due dita nella gola e indusse il vomito. Era una routine familiare, un rituale che si ripeteva innumerevoli volte. Sentiva l'acido bruciare la gola mentre il cibo tornava su, ma per Lara era un prezzo che doveva pagare per mantenere il suo peso sotto controllo.

Una volta che ebbe finito, Lara si sentì vuota e debole, ma anche un senso di sollievo la pervase. Aveva sconfitto il cibo, almeno per ora. Ma sapeva che la battaglia non era finita. La sua bulimia era come un mostro che la inseguiva costantemente, una presenza oscura che minacciava di divorarla interamente se avesse abbassato la guardia anche per un istante.

Tornò alla tavola, il viso pallido e gli occhi gonfi dalle lacrime. Nessuno intorno a lei sapeva della sua lotta segreta, del terrore che provava ogni volta che doveva affrontare il cibo. Si sentiva sola, impotente, intrappolata in un ciclo di autodistruzione che sembrava non avere fine.

CAPITOLO 7: Disturbi da uso di sotanze

I disturbi da uso di sostanze rappresentano una serie di condizioni mediche complesse che coinvolgono l'abuso o la dipendenza da sostanze psicoattive, come droghe illegali, alcol, farmaci prescritti o sostanze legali come il tabacco. Questi disturbi possono avere un impatto significativo sulla salute fisica, mentale, emotiva e sociale degli individui, nonché sulle loro relazioni interpersonali e sul funzionamento quotidiano. La comprensione dei disturbi da uso di sostanze richiede un approccio olistico che consideri i fattori biologici, psicologici, sociali e ambientali che contribuiscono allo sviluppo e al mantenimento di queste condizioni. Trattare efficacemente i disturbi da uso di sostanze richiede un intervento integrato che coinvolga diverse discipline, tra cui psichiatria, psicologia, assistenza sociale, medicina generale e altri professionisti della salute.

7.1 Dipendenza

La dipendenza è un aspetto cruciale dei disturbi da uso di sostanze e rappresenta un quadro complesso caratterizzato da una serie di comportamenti e sintomi che indicano un'incapacità di controllare l'uso di una sostanza nonostante le conseguenze negative che ne derivano. Coloro che sviluppano dipendenza da sostanze possono manifestare una serie di segni e sintomi, tra cui una forte voglia o desiderio persistente di utilizzare la sostanza, una tolleranza crescente che porta a dosi sempre maggiori per ottenere lo stesso effetto, e sintomi di astinenza quando si tenta di interrompere o ridurre l'uso della sostanza. La dipendenza può avere gravi ripercussioni sulla salute fisica e mentale degli individui, compromettendo il funzionamento sociale, lavorativo e familiare. La comprensione della dipendenza richiede una valutazione approfondita dei fattori biologici, psicologici, sociali ed ambientali che contribuiscono alla sua manifestazione e al suo mantenimento. Trattare la dipendenza richiede un approccio integrato che coinvolga interventi terapeutici, supporto sociale, e, in alcuni casi, farmaci specifici per gestire i sintomi di astinenza e promuovere il recupero a lungo termine.

7.2 Astinenza

L'astinenza è un processo complesso che si verifica quando una persona smette improvvisamente di utilizzare una sostanza alla quale è diventata dipendente. Questo processo è caratterizzato da una serie di sintomi fisici, emotivi e comportamentali che possono insorgere a seguito della cessazione dell'uso della sostanza. I sintomi di astinenza possono variare notevolmente a seconda del tipo di sostanza coinvolta, della durata e dell'intensità dell'uso, nonché delle caratteristiche individuali della persona.

Nei disturbi da uso di sostanze, l'astinenza è spesso accompagnata da una serie di sintomi fisici, che possono includere tremori, sudorazione eccessiva, nausea, vomito, diarrea, crampi addominali, aumento della frequenza cardiaca e pressione sanguigna, e altri sintomi fisici sgradevoli. Questi sintomi possono essere estremamente scomodi e talvolta anche pericolosi, specialmente se si tratta di sostanze che hanno un effetto sedativo sul sistema nervoso centrale, come l'alcol, i benzodiazepini o gli oppioidi. In questi casi, l'astinenza può portare a complicazioni gravi come convulsioni, delirium tremens o crisi ipertensive.

Oltre ai sintomi fisici, l'astinenza può causare anche una serie di sintomi emotivi e comportamentali. Molte persone sperimentano ansia, irritabilità, depressione, difficoltà di concentrazione, insonnia o ipersomnia, euforia o irritabilità, oltre a una intensa voglia o desiderio persistente di utilizzare la sostanza. Questi sintomi possono influenzare significativamente il benessere emotivo e la capacità di funzionare normalmente nella vita quotidiana.

CAPITOLO 8: Disturbi del neurosviluppo

I disturbi del neurosviluppo sono condizioni caratterizzate da anomalie nel funzionamento del sistema nervoso che influenzano lo sviluppo del cervello, delle capacità cognitive, delle abilità motorie e/o delle interazioni sociali. Questi disturbi possono manifestarsi fin dalla prima infanzia e possono persistere per tutta la vita. Includono una vasta gamma di condizioni, tra cui il disturbo dello spettro autistico, il disturbo da deficit di attenzione e iperattività (ADHD), il disturbo del linguaggio, la sindrome di Tourette e altri disturbi neurologici e del comportamento. Pur essendo eterogenei nella loro presentazione e gravità, questi disturbi condividono la caratteristica di interferire con il normale sviluppo e funzionamento del bambino o dell'individuo interessato. La comprensione di tali disturbi è essenziale per fornire diagnosi tempestive, interventi appropriati e supporto adeguato sia per gli individui affetti che per le loro famiglie.

8.1 Spettro autistico

Lo spettro autistico, noto anche come disturbo dello spettro autistico (ASD), è un complesso di condizioni neurosviluppo caratterizzate da deficit nella comunicazione sociale e nei comportamenti ripetitivi o stereotipati. Le persone con ASD possono presentare una vasta gamma di sintomi e livelli di gravità, da lievi a gravi. Questo disturbo si manifesta solitamente entro i primi anni di vita e può influenzare diverse aree dello sviluppo, tra cui il linguaggio, la comunicazione, l'interazione sociale e il comportamento. È importante notare che ogni persona con ASD è un individuo unico, con le proprie forze, sfide e modi unici di percepire e interagire con il mondo circostante.

Importanza della comprensione e della consapevolezza dell'ASD

L'importanza della comprensione e della consapevolezza dell'ASD si estende ben oltre la sfera individuale, influenzando profondamente l'intera società. Quando la società comprende meglio l'ASD, diventa più inclusiva e accogliente nei confronti delle persone che ne sono affette. Ciò significa superare i pregiudizi e gli stereotipi associati al disturbo e riconoscere il valore e le potenzialità di ogni individuo, indipendentemente dal fatto che sia neurotipico o no.

Una maggiore consapevolezza dell'ASD aiuta anche a migliorare i servizi e le risorse disponibili per le persone con il disturbo. Ciò include programmi educativi, servizi sanitari, supporto psicologico e opportunità di lavoro. Una migliore comprensione dell'ASD tra gli educatori può portare a un ambiente scolastico più inclusivo e adattabile alle esigenze specifiche degli studenti con ASD. Allo stesso modo, gli operatori sanitari che comprendono meglio il disturbo possono fornire cure più efficaci e personalizzate, migliorando la qualità della vita dei pazienti.

Inoltre, promuovere la consapevolezza dell'ASD è fondamentale per combattere lo stigma sociale associato al disturbo. Lo stigma può portare a isolamento sociale, discriminazione e mancanza di opportunità per le persone con ASD. Attraverso l'educazione e la sensibilizzazione, è possibile contrastare questo stigma e creare una società più inclusiva e accogliente per tutti.

Infine, una maggiore comprensione e consapevolezza dell'ASD possono stimolare la ricerca scientifica e l'innovazione nel campo. Questo può portare a nuovi progressi nella diagnosi precoce, nei trattamenti e nelle terapie per il disturbo, migliorando così la vita delle persone con ASD e delle loro famiglie.

Sintomi

I sintomi principali dell'ASD includono difficoltà nella comunicazione verbale e non verbale, difficoltà nelle interazioni sociali e comportamenti ripetitivi o ristretti. Dal punto di vista della comunicazione, le persone con ASD possono avere difficoltà nel comprendere il linguaggio figurato, nel mantenere il contatto visivo e nel comprendere le sfumature della comunicazione non verbale, come le espressioni facciali e i gesti. Possono anche mostrare un linguaggio verbale ritardato o atipico, con un uso limitato delle parole o una ripetizione di frasi o parole (ecolalia).

Le difficoltà nelle interazioni sociali sono comuni nell'ASD e possono manifestarsi attraverso una mancanza di interesse per gli altri, difficoltà nel comprendere le emozioni degli altri e nel rispondere in modo appropriato alle situazioni sociali. Le persone con ASD possono preferire la solitudine o avere difficoltà a stabilire e mantenere relazioni significative con i loro coetanei.

I comportamenti ripetitivi o ristretti sono un altro sintomo chiave dell'ASD. Questi comportamenti possono includere movimenti ripetitivi del corpo (come dondolarsi avanti e indietro o agitare le mani), interesse eccessivo per determinati oggetti o argomenti, eccessiva rigidità nelle routine quotidiane e reazioni eccessive a cambiamenti nell'ambiente o nelle routine.

È importante sottolineare che i sintomi dell'ASD possono variare notevolmente da persona a persona e possono manifestarsi in modo diverso a seconda dell'età e del livello di sviluppo. Inoltre, molte persone con ASD possono avere abilità eccezionali in determinati ambiti, come la matematica, la musica o le arti visive. La diversità di sintomi e abilità rende ogni persona con ASD un individuo unico, con esigenze e sfide specifiche.

Cause e fattori di rischio

Le cause esatte dell'ASD non sono ancora completamente comprese, ma si ritiene che una combinazione di fattori genetici, biologici e ambientali possa contribuire allo sviluppo del disturbo. Fattori genetici giocano un ruolo significativo, poiché si è osservato che l'ASD tende a correre in famiglie. Studi condotti su gemelli identici hanno dimostrato che se uno dei gemelli ha l'ASD, c'è una maggiore probabilità che anche l'altro gemello sia affetto dal disturbo. Tuttavia, non esiste un singolo gene responsabile dell'ASD, ma piuttosto una combinazione complessa di molteplici fattori genetici che interagiscono tra loro.

Alcuni studi suggeriscono che anomalie nel cervello e nei processi neurologici possono essere associate all'ASD. Ad esempio, alcune ricerche hanno evidenziato differenze nella struttura e nella funzione del cervello nelle persone con ASD rispetto alla popolazione generale. Queste differenze possono riguardare l'organizzazione e la connettività delle regioni cerebrali coinvolte nella comunicazione sociale, nell'elaborazione sensoriale e nel controllo dell'attenzione.

Fattori ambientali durante la gravidanza e nei primi anni di vita possono anche influenzare il rischio di sviluppare l'ASD. Esposizione a sostanze chimiche nocive, infezioni prenatali, complicazioni durante la gravidanza o il parto, nonché fattori ambientali come l'inquinamento atmosferico o lo stress durante la gravidanza, sono stati studiati come possibili fattori di rischio. Tuttavia, è importante notare che questi fattori da soli non sono sufficienti a causare l'ASD e che la maggior parte dei bambini esposti a tali fattori ambientali non sviluppa il disturbo.

In generale, l'ASD è il risultato di una complessa interazione tra predisposizione genetica e influenze ambientali, con molteplici fattori che contribuiscono allo sviluppo del disturbo. La comprensione di questi fattori di rischio può contribuire a identificare potenziali strategie preventive e a migliorare le opzioni di intervento precoce per le persone con ASD.

Trattamento e gestione

Il trattamento e la gestione dell'ASD sono multidimensionali e possono variare notevolmente in base alle esigenze individuali di ciascuna persona. Poiché l'ASD è un disturbo complesso che coinvolge una vasta gamma di sintomi e difficoltà, è importante adottare un approccio personalizzato che tenga conto delle specifiche necessità e abilità di ogni individuo.

Uno degli aspetti fondamentali del trattamento dell'ASD è l'intervento comportamentale e educativo precoce. Programmi di intervento comportamentale intensivo e strutturato, come l'Applied Behavior Analysis (ABA), possono aiutare a migliorare le abilità sociali, comunicative e comportamentali dei bambini con ASD. Questi interventi si concentrano sull'insegnamento di abilità funzionali e adattative attraverso tecniche di rinforzo positivo e strategie di insegnamento strutturate.

In aggiunta all'intervento comportamentale, molte persone con ASD possono beneficiare di terapie individuali o di gruppo volte a sviluppare abilità sociali e comunicative, gestione dell'ansia e dell'ira, e miglioramento dell'autoregolazione emotiva. Terapie come la terapia cognitivo-comportamentale (TCC), la terapia occupazionale e la terapia del linguaggio possono essere utili nel fornire supporto aggiuntivo e nell'affrontare specifiche difficoltà legate all'ASD.

L'educazione e il supporto alla famiglia sono anch'essenziali nel trattamento e nella gestione dell'ASD. Le famiglie possono beneficiare di programmi di formazione e supporto che forniscono informazioni sulla gestione quotidiana dell'ASD, sulle strategie di gestione del comportamento e sull'accesso a servizi e risorse comunitarie. Inoltre, la creazione di un ambiente familiare accogliente e strutturato può aiutare a promuovere il benessere emotivo e lo sviluppo sociale e comunicativo del bambino con ASD.

È importante anche considerare l'importanza dell'intervento precoce e continuativo nel trattamento dell'ASD. Identificare e iniziare l'intervento il più presto possibile può contribuire a massimizzare i risultati a lungo termine e ad affrontare le sfide specifiche associate al disturbo. Inoltre, l'approccio al trattamento dell'ASD dovrebbe essere flessibile e adattabile, in modo da poter rispondere alle esigenze mutevoli dell'individuo nel corso del tempo e delle diverse fasi dello sviluppo.

8.2 ADHD

L'ADHD, acronimo di Disturbo da Deficit di Attenzione e Iperattività, è una condizione neurobiologica caratterizzata da difficoltà nell'attenzione, nell'impulsività e nell'iperattività che possono influenzare significativamente il funzionamento quotidiano di un individuo. Questo disturbo può manifestarsi fin dall'infanzia e persistere nell'età adulta, comportando sfide nella sfera scolastica, lavorativa e relazionale. Le persone con ADHD possono avere difficoltà a concentrarsi, a organizzare le proprie attività, a seguire istruzioni e a controllare le proprie emozioni e comportamenti. Questo disturbo può influenzare diverse aree della vita quotidiana, richiedendo un approccio di trattamento multidisciplinare che includa interventi comportamentali, farmacologici e di supporto psicologico.

Sintomi

I sintomi dell'ADHD possono manifestarsi in diverse modalità e possono variare da individuo a individuo. Tuttavia, i sintomi principali includono difficoltà di attenzione prolungata, difficoltà nel mantenere l'attenzione su compiti o attività, tendenza a essere facilmente distratti da stimoli esterni, disorganizzazione e dimenticanza frequente. Inoltre, si possono riscontrare sintomi di iperattività, come inquietudine, movimenti eccessivi e impulsività, che si manifesta con azioni eseguite senza pensare alle conseguenze. Questi sintomi possono causare problemi significativi nel funzionamento quotidiano, nelle relazioni interpersonali e nell'ambiente scolastico o lavorativo. È importante notare che la gravità e la frequenza dei sintomi possono variare e che la diagnosi dell'ADHD richiede una valutazione professionale da parte di un medico o uno specialista della salute mentale.

Cause e fattori di rischio

Le cause esatte dell'ADHD non sono completamente comprese, ma si ritiene che sia il risultato di una combinazione di fattori genetici, neurobiologici e ambientali. Gli studi hanno dimostrato che l'ereditarietà gioca un ruolo significativo nello gesviluppo dell'ADHD, con un'elevata probabilità che il disturbo si verifichi nei familiari di primo grado di individui affetti. Allo stesso tempo, anomalie nel funzionamento del sistema nervoso centrale, in particolare nella regolazione dei neurotrasmettitori come la dopamina e la noradrenalina, sono state associate all'ADHD. I fattori ambientali, come l'esposizione a sostanze tossiche durante la gravidanza o l'infanzia, il trauma precoce, l'alimentazione e lo stile di vita possono anche contribuire allo sviluppo del disturbo o aggravarne i sintomi. Tuttavia, è importante sottolineare che non esiste una singola causa univoca per l'ADHD e che l'interazione complessa di diversi fattori può influenzare la sua manifestazione.

Gestione e trattamento

Il trattamento dell'ADHD si basa su un approccio multimodale che può includere interventi farmacologici, psicoeducativi e comportamentali. I farmaci stimolanti, come il metilfenidato e l'anfetamina, sono spesso prescritti per migliorare l'attenzione, la concentrazione e il controllo degli impulsi. Tuttavia, è importante monitorare attentamente gli effetti collaterali e regolare la dose in base alle esigenze individuali del paziente. Inoltre, la terapia comportamentale, come la terapia cognitivo-comportamentale (TCC) e la terapia comportamentale parentale, può aiutare a sviluppare strategie per gestire i sintomi dell'ADHD e migliorare le capacità di adattamento del paziente. La psicoeducazione, sia per il paziente che per la famiglia, è essenziale per comprendere il disturbo, identificare le risorse disponibili e sviluppare strategie efficaci per affrontare le sfide quotidiane. Altri interventi, come la modifica dello stile di vita, la regolazione del sonno e la terapia occupazionale, possono anche essere utili nel migliorare il funzionamento generale e la qualità della vita del paziente con ADHD. È importante adottare un approccio personalizzato e multidisciplinare, coinvolgendo professionisti della salute mentale, educatori e familiari, per garantire un trattamento completo e mirato alle specifiche esigenze del paziente.

CAPITOLO 9: Disturbi del sonno-veglia

I disturbi del sonno-veglia sono un insieme di condizioni che influenzano la qualità e la regolarità del sonno, nonché la veglia durante le ore diurne. Questi disturbi possono manifestarsi in diversi modi, inclusi problemi di insonnia, ipersonnia, ritmi circadiani alterati e disturbi del sonno REM. Possono derivare da una varietà di cause, tra cui stress, disturbi psicologici, disturbi medici, cambiamenti nel ritmo circadiano e stili di vita poco salutari. Affrontare i disturbi del sonno-veglia è essenziale per garantire un sonno riposante e contribuire al benessere generale dell'individuo.

9.1 Insonnia

L'insonnia è un disturbo del sonno caratterizzato dalla difficoltà nel dormire, nel rimanere addormentati o nel dormire abbastanza a lungo da sentirsi riposati al risveglio, nonostante le opportunità e le circostanze favorevoli per il sonno. Questo disturbo può influenzare negativamente il funzionamento diurno, causando affaticamento, irritabilità, difficoltà di concentrazione e bassa energia. I sintomi dell'insonnia possono variare da persona a persona e possono includere difficoltà nel prendere sonno, risvegli frequenti durante la notte, risveglio precoce al mattino o sensazione di sonno non riposante. Le cause dell'insonnia possono essere molteplici, tra cui lo stress, l'ansia, la depressione, i disturbi medici, i cambiamenti nel ritmo circadiano, l'uso eccessivo di stimolanti come la caffeina, o abitudini di sonno poco salutari. Il trattamento dell'insonnia può coinvolgere una combinazione di terapie comportamentali, cambiamenti nello stile di vita e, in alcuni casi, l'uso di farmaci sonniferi prescritti da un medico. La gestione dell'insonnia spesso richiede un'approccio multifattoriale che prende in considerazione sia gli aspetti comportamentali che i fattori sottostanti che contribuiscono al disturbo del sonno.

9.2 Apnee

Le apnee del sonno sono un disturbo caratterizzato da pause nella respirazione o da respiri superficiali durante il sonno. Queste interruzioni respiratorie possono durare da pochi secondi a diversi minuti e si verificano ripetutamente durante la notte. Le apnee del sonno possono essere di diversi tipi, tra cui l'apnea ostruttiva del sonno (AOS), l'apnea centrale del sonno (ACS) e l'apnea mista del sonno. L'AOS è la forma più comune e si verifica quando le vie respiratorie superiori si restringono o si bloccano durante il sonno, impedendo il passaggio dell'aria. L'ACS, invece, è causata da un malfunzionamento del cervello nell'invio dei segnali ai muscoli respiratori per controllare la respirazione. La diagnosi delle apnee del sonno è solitamente confermata attraverso un test chiamato polisonnografia, che monitora vari parametri del sonno, inclusi i movimenti oculari, la frequenza cardiaca, la respirazione e l'ossigenazione del sangue. Le apnee del sonno possono avere gravi conseguenze sulla salute, tra cui affaticamento cronico, sonnolenza diurna e aumento del rischio di ipertensione, malattie cardiache, ictus e altre condizioni mediche. Il trattamento delle apnee del sonno dipende dal tipo e dalla gravità del disturbo e può includere terapie comportamentali, dispositivi di ventilazione positiva delle vie aeree (come il CPAP), interventi chirurgici o terapie farmacologiche. La gestione delle apnee del sonno spesso richiede una collaborazione multidisciplinare tra medici specializzati in medicina del sonno, pneumologi, otorinolaringoiatri e altri professionisti della salute.

9.3 Narcolessia

La narcolessia è un disturbo del sonno cronico caratterizzato da sonnolenza eccessiva durante il giorno, attacchi improvvisi di sonno e disturbi del sonno notturni. Le persone con narcolessia possono sperimentare improvvisi attacchi di sonno durante le attività quotidiane, come lavorare, mangiare o guidare. Questi episodi di sonnolenza possono essere irresistibili e possono durare da pochi secondi a diversi minuti. Oltre alla sonnolenza diurna e agli attacchi improvvisi di sonno, la narcolessia può causare altri sintomi come cataplessia (una perdita improvvisa del tono muscolare, spesso scatenata da forti emozioni), paralisi del sonno (sensazione di essere paralizzati durante il sonno o il risveglio) e allucinazioni ipnagogiche o ipnopompiche (sensazioni o visioni anomale che si verificano durante il sonno o il risveglio). La narcolessia può avere un impatto significativo sulla qualità della vita, sul lavoro, sulle relazioni e sulla salute generale. Sebbene la causa esatta della narcolessia non sia completamente compresa, si ritiene che sia correlata a una combinazione di fattori genetici, neurochimici e ambientali. La diagnosi di narcolessia si basa sui sintomi e su test specializzati, come la polisonnografia e il test della latenza del sonno REM. Non esiste una cura definitiva per la narcolessia, ma il trattamento mira a gestire i sintomi e migliorare la qualità del sonno e della veglia. Questo può includere farmaci stimolanti per aumentare la vigilanza diurna, farmaci antidepressivi per trattare la cataplessia e altre terapie comportamentali e di gestione dello stile di vita. La narcolessia è una condizione cronica che richiede una gestione a lungo termine e il supporto di un team multidisciplinare di professionisti della salute.

9.4 Disturbo del sonno circadiano

Il disturbo del sonno circadiano è una condizione in cui il ritmo sonno-veglia di una persona è fuori sincronia con il ciclo naturale di luce e buio. Questo può causare difficoltà nel dormire durante le ore notturne e nel rimanere svegli durante il giorno. Le persone con disturbo del sonno circadiano possono sperimentare sonnolenza eccessiva durante il giorno, difficoltà a addormentarsi o a rimanere addormentate durante la notte, e possono avere difficoltà a mantenere un ritmo sonno-veglia regolare. Questo disturbo può influenzare negativamente il funzionamento quotidiano, compreso il lavoro, lo studio e le relazioni personali. Le cause del disturbo del sonno circadiano possono essere varie e includono fattori genetici, cambiamenti negli orari di lavoro o di vita, disturbi psicologici come l'ansia o la depressione, e condizioni mediche come il jet lag o il lavoro notturno. La diagnosi di disturbo del sonno circadiano si basa sui sintomi e su test specializzati come la misurazione del ritmo circadiano tramite il monitoraggio del sonno e dell'attività. Il trattamento del disturbo del sonno circadiano può includere modifiche allo stile di vita per promuovere un ritmo sonno-veglia regolare, l'uso di terapie della luce per influenzare il ritmo circadiano e, in alcuni casi, l'uso di farmaci per migliorare il sonno e la veglia. La gestione del disturbo del sonno circadiano può richiedere un approccio multidisciplinare che coinvolga professionisti della salute mentale, medici del sonno e terapisti del sonno. Con il trattamento adeguato, molte persone con disturbo del sonno circadiano possono migliorare la qualità del sonno e il funzionamento quotidiano.

CONCLUSIONE

In conclusione, abbiamo percorso un viaggio approfondito e dettagliato attraverso le varie sfaccettature delle malattie mentali, illuminando le complesse sfide che molte persone devono affrontare nel quotidiano. Dalle forme più comuni come l'ansia e la depressione, ai disturbi più intricati come la schizofrenia e i disturbi di personalità, abbiamo gettato luce su una vasta gamma di condizioni che possono influenzare profondamente il pensiero, le emozioni e il comportamento umano.

È cruciale comprendere che le malattie mentali non fanno distinzione di età, genere o background socio-culturale; possono colpire chiunque in qualsiasi momento della vita. Pertanto, è importante sottolineare che non dobbiamo temere di ammettere di avere bisogno di aiuto o supporto psicologico. Al contrario, riconoscere e affrontare le sfide della salute mentale richiede coraggio e forza interiore.

Questo libro si propone di essere una guida empatica e informativa per coloro che cercano comprensione e orientamento nel loro percorso verso il benessere mentale. Desideriamo che diventi uno strumento prezioso per coloro che si trovano a navigare le complessità della propria salute mentale, incoraggiando una cultura di apertura, empatia e sostegno reciproco.

Speriamo che attraverso la condivisione di conoscenze, esperienze e risorse, possiamo contribuire a creare una società in cui la salute mentale sia prioritaria, e in cui ogni individuo si senta supportato nel suo viaggio verso il benessere psicologico. Che questo libro possa essere un faro di speranza per chiunque abbia bisogno di una mano tesa nel buio dei propri sconvolgimenti mentali, e che possa guidare verso una maggiore consapevolezza, comprensione e accettazione di sé e degli altri.